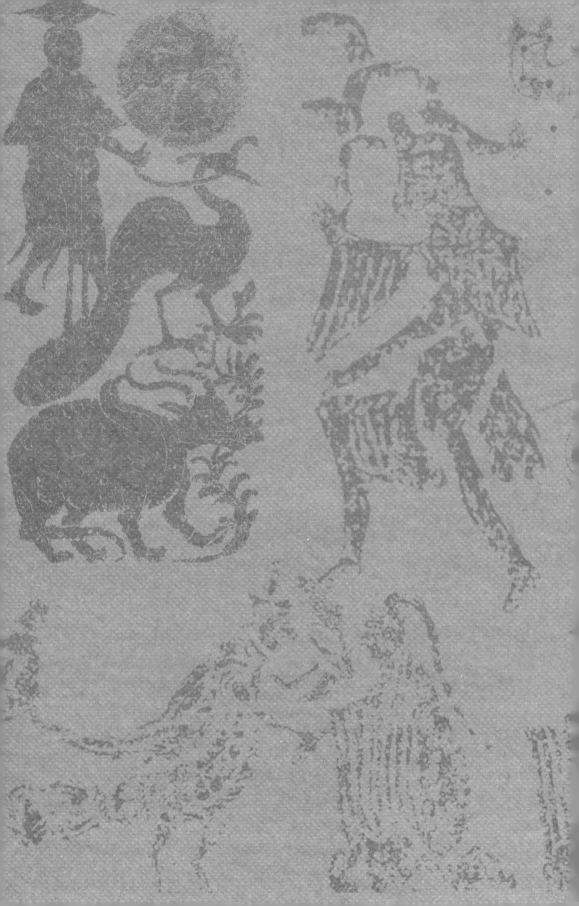

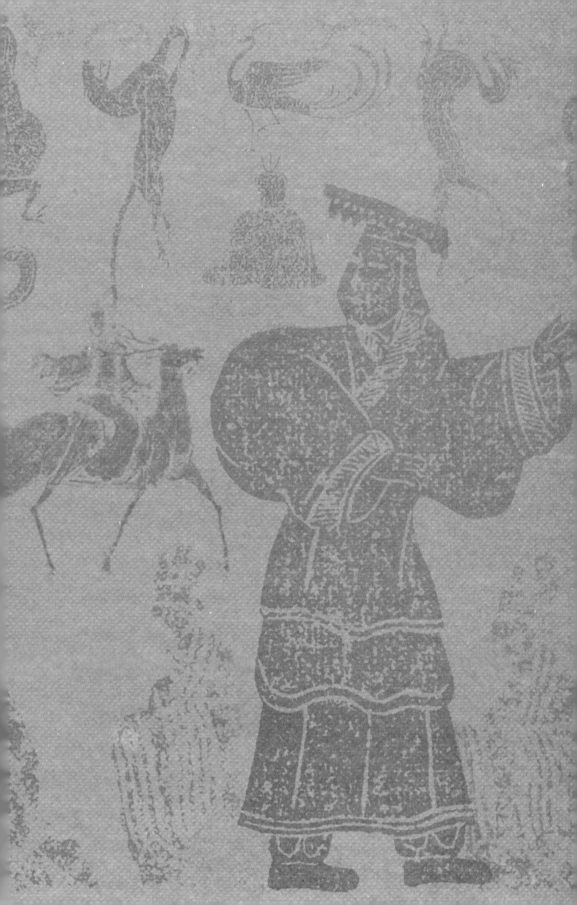

中国古医籍整理丛书

医略十三篇

清·蒋宝素　撰

康兴军　李颖峰　王妮　任杰　焦振廉　校注

中国中医药出版社

·北京·

图书在版编目（CIP）数据

医略十三篇/（清）蒋宝素撰；康兴军等校注 . —北京：中国中
医药出版社，2016.11

（中国古医籍整理丛书）

ISBN 978 - 7 - 5132 - 3548 - 8

Ⅰ.①医… Ⅱ.①蒋… ②康… Ⅲ.①医案 - 汇编 - 中国 - 清
代 Ⅳ.①R249.49

中国版本图书馆 CIP 数据核字（2016）第 182544 号

中 国 中 医 药 出 版 社 出 版
北京市朝阳区北三环东路 28 号易亨大厦 16 层
邮政编码 100013
传真 010 64405750
保定市中画美凯印刷有限公司印刷
各地新华书店经销

*

开本 710×1000 1/16 印张 11.5 字数 103 千字
2016 年 11 月第 1 版 2016 年 11 月第 1 次印刷
书 号 ISBN 978 - 7 - 5132 - 3548 - 8

*

定价 35.00 元
网址 www.cptcm.com

国家中医药管理局
中医药古籍保护与利用能力建设项目
组织工作委员会

前　言

中医药古籍是传承中华优秀文化的重要载体，也是中医学传承数千年的知识宝库，凝聚着中华民族特有的精神价值、思维方法、生命理论和医疗经验，不仅对于传承中医学术具有重要的历史价值，更是现代中医药科技创新和学术进步的源头和根基。保护和利用好中医药古籍，是弘扬中国优秀传统文化、传承中医学术的必由之路，事关中医药事业发展全局。

1949 年以来，在政府的大力支持和推动下，开展了系统的中医药古籍整理研究。1958 年，国务院科学规划委员会古籍整理出版规划小组在北京成立，负责指导全国的古籍整理出版工作。1982 年，国务院古籍整理出版规划小组召开全国古籍整理出版规划会议，制定了《古籍整理出版规划（1982—1990）》，卫生部先后下达了两批 200 余种中医古籍整理任务，掀起了中医古籍整理研究的新高潮，对中医文化与学术的弘扬、传承和发展，发挥了极其重要的作用，产生了不可估量的深远影响。

2007 年《国务院办公厅关于进一步加强古籍保护工作的意见》明确提出进一步加强古籍整理、出版和研究利用，以及

"保护为主、抢救第一、合理利用、加强管理"的方针。2009年《国务院关于扶持和促进中医药事业发展的若干意见》指出，要"开展中医药古籍普查登记，建立综合信息数据库和珍贵古籍名录，加强整理、出版、研究和利用"。《中医药创新发展规划纲要（2006—2020)》强调继承与创新并重，推动中医药传承与创新发展。

2003～2010年，国家财政多次立项支持中国中医科学院开展针对性中医药古籍抢救保护工作，在中国中医科学院图书馆设立全国唯一的行业古籍保护中心，影印抢救濒危珍本、孤本中医古籍1640余种；整理发布《中国中医古籍总目》；遴选351种孤本收入《中医古籍孤本大全》影印出版；开展了海外中医古籍目录调研和孤本回归工作，收集了11个国家和2个地区137个图书馆的240余种书目，基本摸清流失海外的中医古籍现状，确定国内失传的中医药古籍共有220种，复制出版海外所藏中医药古籍133种。2010年，国家财政部、国家中医药管理局设立"中医药古籍保护与利用能力建设项目"，资助整理400余种中医药古籍，并着眼于加强中医药古籍保护和研究机构建设，培养中医古籍整理研究的后备人才，全面提高中医药古籍保护与利用能力。

在此，国家中医药管理局成立了中医药古籍保护和利用专家组和项目办公室，专家组负责项目指导、咨询、质量把关，项目办公室负责实施过程的统筹协调。专家组成员对古籍整理研究具有丰富的经验，有的专家从事古籍整理研究长达70余年，深知中医药古籍整理研究的重要性、艰巨性与复杂性，履行职责认真务实。专家组从书目确定、版本选择、点校、注释等各方面，为项目实施提供了强有力的专业指导。老一辈专家的学术水平和智慧，是项目成功的重要保证。项目承担单位山东中医药大学、南京中医药大学、上海中医药大学、福建中医药大学、浙江省中医药研究院、陕西省中医药研究院、河南省中医药研究院、辽宁中医药大学、成都中医药大学及所在省市中医药管理部门精心组织，充分发挥区域间互补协作的优势，并得到承担项目出版工作的中国中医药出版社大力配合，全面推进中医药古籍保护与利用网络体系的构建和人才队伍建设，使一批有志于中医学术传承与古籍整理工作的人才凝聚在一起，研究队伍日益壮大，研究水平不断提高。

本着"抢救、保护、发掘、利用"的理念，该项目重点选择近60年未曾出版的重要古医籍，综合考虑所选古籍的保护价值、学术价值和实用价值。400余种中医药古籍涵盖了医经、基础理论、诊法、伤寒金匮、温病、本草、方书、内科、外科、女科、儿科、伤科、眼科、咽喉口齿、针灸推拿、养生、医案医话医论、医史、临证综合等门类，跨越唐、宋、金元、明以迄清末。全部古籍均按照项目办公室组织完成的行业标准《中医古籍整理规范》及《中医药古籍整理细则》进行整理校注，绝大多数中医药古籍是第一次校注出版，一批孤本、稿本、抄本更是首次整理面世。对一些重要学术问题的研究成果，则集中收录于各书的"校注说明"或"校注后记"中。

"既出书又出人"是本项目追求的目标。近年来，中医药古籍整理工作形势严峻，老一辈逐渐退出，新一代普遍存在整理研究古籍的经验不足、专业思想不坚定等问题，使中医古籍整理面临人才流失严重、青黄不接的局面。通过本项目实施，搭建平台，完善机制，培养队伍，提升能力，经过近5年的建设，锻炼了一批优秀人才，老中青三代齐聚一堂，有效地稳定了研究队伍，为中医药古籍整理工作的开展和中医文化与学术的传承提供必备的知识和人才储备。

本项目的实施与《中国古医籍整理丛书》的出版，对于加强中医药古籍文献研究队伍建设、建立古籍研究平台，提高古籍整理水平均具有积极的推动作用，对弘扬我国优秀传统文化，推进中医药继承创新，进一步发挥中医药服务民众的养生保健与防病治病作用将产生深远影响。

第九届、第十届全国人大常委会副委员长许嘉璐先生，国家卫生计生委副主任、国家中医药管理局局长、中华中医药学会会长王国强先生，我国著名医史文献专家、中国中医科学院马继兴先生在百忙之中为丛书作序，我们深表敬意和感谢。

由于参与校注整理工作的人员较多，水平不一，诸多方面尚未臻完善，希望专家、读者不吝赐教。

国家中医药管理局中医药古籍保护与利用能力建设项目办公室
二〇一四年十二月

许 序

"中医"之名立，迄今不逾百年，所以冠以"中"字者，以别于"洋"与"西"也。慎思之，明辨之，斯名之出，无奈耳，或亦时人不甘泯没而特标其犹在之举也。

前此，祖传医术（今世方称为"学"）绵延数千载，救民无数；华夏屡遭时疫，皆仰之以度困厄。中华民族之未如印第安遭染殖民者所携疾病而族灭者，中医之功也。

医兴则国兴，国强则医强。百年运衰，岂但国土肢解，五千年文明亦不得全，非遭泯灭，即蒙冤扭曲。西方医学以其捷便速效，始则为传教之利器，继则以"科学"之冕畅行于中华。中医虽为内外所夹击，斥之为蒙昧，为伪医，然四亿同胞衣食不保，得获西医之益者甚寡，中医犹为人民之所赖。虽然，中国医学日益陵替，乃不可免，势使之然也。呜呼！覆巢之下安有完卵？

嗣后，国家新生，中医旋即得以重振，与西医并举，探寻结合之路。今也，中华诸多文化，自民俗、礼仪、工艺、戏曲、历史、文学，以至伦理、信仰，皆渐复起，中国医学之兴乃属必然。

迄今中医犹为国家医疗系统之辅，城市尤甚。何哉？盖一则西医赖声、光、电技术而于 20 世纪发展极速，中医则难见其进。二则国人惊羡西医之"立竿见影"，遂以为其事事胜于中医。然西医已自觉将入绝境：其若干医法正负效应相若，甚或负远逾于正；研究医理者，渐知人乃一整体，心、身非如中世纪所认定为二对立物，且人体亦非宇宙之中心，仅为其一小单位，与宇宙万象万物息息相关。认识至此，其已向中国医学之理念"靠拢"矣，虽彼未必知中国医学何如也。唯其不知中国医理何如，纯由其实践而有所悟，益以证中国之认识人体不为伪，亦不为玄虚。然国人知此趋向者，几人？

国医欲再现宋明清高峰，成国中主流医学，则一须继承，一须创新。继承则必深研原典，激清汰浊，复吸纳西医及我藏、蒙、维、回、苗、彝诸民族医术之精华；创新之道，在于今之科技，既用其器，亦参照其道，反思己之医理，审问之，笃行之，深化之，普及之，于普及中认知人体及环境古今之异，以建成当代国医理论。欲达于斯境，或需百年欤？予恐西医既已醒悟，若加力吸收中医精粹，促中医西医深度结合，形成 21 世纪之新医学，届时"制高点"将在何方？国人于此转折之机，能不忧虑而奋力乎？

予所谓深研之原典，非指一二习见之书、千古权威之作；就医界整体言之，所传所承自应为医籍之全部。盖后世名医所著，乃其秉诸前人所述，总结终生行医用药经验所得，自当已成今世、后世之要籍。

盛世修典，信然。盖典籍得修，方可言传言承。虽前此 50 余载已启医籍整理、出版之役，惜旋即中辍。阅 20 载再兴整理、出版之潮，世所罕见之要籍千余部陆续问世，洋洋大观。

今复有"中医药古籍保护与利用能力建设"之工程，集九省市专家，历经五载，董理出版自唐迄清医籍，都 400 余种，凡中医之基础医理、伤寒、温病及各科诊治、医案医话、推拿本草，俱涵盖之。

噫！璐既知此，能不胜其悦乎？汇集刻印医籍，自古有之，然孰与今世之盛且精也！自今而后，中国医家及患者，得览斯典，当于前人益敬而畏之矣。中华民族之屡经灾难而益蕃，乃至未来之永续，端赖之也，自今以往岂可不后出转精乎？典籍既蜂出矣，余则有望于来者。

谨序。

第九届、十届全国人大常委会副委员长

许嘉璐

二〇一四年冬

王 序

中医学是中华民族在长期生产生活实践中，在与疾病作斗争中逐步形成并不断丰富发展的医学科学，是中国古代科学的瑰宝，为中华民族的繁衍昌盛作出了巨大贡献，对世界文明进步产生了积极影响。时至今日，中医学作为我国医学的特色和重要医药卫生资源，与西医学相互补充、相互促进、协调发展，共同担负着维护和促进人民健康的任务，已成为我国医药卫生事业的重要特征和显著优势。

中医药古籍在存世的中华古籍中占有相当重要的比重，不仅是中医学术传承数千年最为重要的知识载体，也是中医为中华民族繁衍昌盛发挥重要作用的历史见证。中医药典籍不仅承载着中医的学术经验，而且蕴含着中华民族优秀的思想文化，凝聚着中华民族的聪明智慧，是祖先留给我们的宝贵物质财富和精神财富。加强对中医药古籍的保护与利用，既是中医学发展的需要，也是传承中华文化的迫切要求，更是历史赋予我们的责任。

2010 年，国家中医药管理局启动了中医药古籍保护与利用能力建设项目。这既是传承中医药的重要工程，也是弘扬优秀民族文化的重要举措，不仅能够全面推进中医药的有效继承和创新发展，为维护人民健康做出贡献，也能够彰显中华民族的璀璨文化，为实现中华民族伟大复兴的中国梦作出贡献。

相信这项工作一定能造福当今，嘉惠后世，福泽绵长。

国家卫生和计划生育委员会副主任

国家中医药管理局局长

中华中医药学会会长

王国强

二〇一四年十二月

马 序

　　新中国成立以来，党和国家高度重视中医药事业发展，重视古籍的保护、整理和研究工作。自 1958 年始，国务院先后成立了三届古籍整理出版规划小组，分别由齐燕铭、李一氓、匡亚明担任组长，主持制订了《整理和出版古籍十年规划（1962—1972）》《古籍整理出版规划（1982—1990）》《中国古籍整理出版十年规划和"八五"计划（1991—2000）》等，而第三次规划中医药古籍整理即纳入其中。1982 年 9 月，卫生部下发《1982—1990 年中医古籍整理出版规划》，1983 年 1 月，中医古籍整理出版办公室正式成立，保证了中医古籍整理出版规划的实施。2002 年 2 月，《国家古籍整理出版"十五"（2001—2005）重点规划》经新闻出版署和全国古籍整理出版规划领导小组批准，颁布实施。其后，又陆续制定了国家古籍整理出版"十一五"和"十二五"重点规划。国家财政多次立项支持中国中医科学院开展针对性中医药古籍抢救保护工作，文化部在中国中医科学院图书馆专门设立全国唯一的行业古籍保护中心，国家先后投入中医药古籍保护专项经费超过 3000 万元，影印抢救濒危珍、善、孤本中医古籍 1640 余种，开展了海外中医古籍目录调研和孤本回归工作。2010 年，国家财政部、国家中医药管理局安排国家公共卫生专项资金，设立了"中医药古籍保护与利用能力建设项目"，这是继 1982～1986 年第一批、第二批重要中医药古籍整理之后的又一次大规模古籍整理工程，重点整理新中国成立后未曾出版的重要古籍，目标是形成并普及规范的通行本、传世本。

为保证项目的顺利实施，项目组特别成立了专家组，承担咨询和技术指导，以及古籍出版之前的审定工作。专家组中的许多成员虽逾古稀之年，但老骥伏枥，孜孜不倦，不仅对项目进行宏观指导和质量把关，更重要的是通过古籍整理，以老带新，言传身教，培养一批中医药古籍整理研究的后备人才，促进了中医药古籍保护和研究机构建设，全面提升了我国中医药古籍保护与利用能力。

作为项目组顾问之一，我深感中医药古籍保护、抢救与整理工作的重要性和紧迫性，也深知传承中医药古籍整理经验任重而道远。令人欣慰的是，在项目实施过程中，我看到了老中青三代的紧密衔接，看到了大家的坚持和努力，看到了年轻一代的成长。相信中医药古籍整理工作的将来会越来越好，中医药学的发展会越来越好。

欣喜之余，以是为序。

中国中医科学院研究员

马继兴

二〇一四年十二月

校注说明

《医略十三篇》十三卷，清代蒋宝素撰。

蒋宝素，字问斋，号帝书，丹徒（今属镇江）人，生活于清道光、咸丰间。从父蒋椿田习医，又师从同里王九峰，学验俱丰，著有《医略十三篇》《医略稿》《问斋医案》等。

蒋宝素在《医略序意》中称"因家君《医话》，业师《医案》，著《医略》八十一卷，先刻六淫门十三卷以问世"，即《医略十三篇》。《医略十三篇》讨论六淫及伏邪等致病，分为真中风、类中风、伤寒、暑证、湿证、燥证、火证、伏邪、疟疾、痢疾、霍乱、沙蜮、瘴气十三篇，篇各一卷。各卷大致首列《椿田医话》方药，如卷一首列第一真黄风汤等，卷二首列第一类黄风汤；次引前代文献对该病的论述，如卷一引《易》《庄子》等凡十余条；再次以"《九峰医案》曰"为目，引乃师王九峰医案若干则，如卷一7则，卷四2则，而后以"蒋宝素曰"为目，讨论该病病因病机和证治方药，其中"略曰"以下简短文字为总括或点睛之说；最后论列有关方名，如卷一列十全大补汤、侯氏黑散等方名，与书后"医略论列方"相对应。书卷附"关格考"和"人迎辨"专论两篇。

《医略十三篇》集医方、医案、医话于一体，采诸家论述及经史所载，详辨深论，深刻入微，临床与学术价值均高，为清代同类医书中的佳作。

《中国中医古籍总目》记载《医略十三篇》有清道光二十八年（1848）镇江快志堂刻本，中国科学院国家科学图书馆、中国中医科学院图书馆、陕西省中医药研究院图书馆等有藏。有时代不详抄本 2 种，分藏于中国中医科学院图书馆与上海中医药大学图书馆。民国间裘庆元辑《珍本医书集成》，将《医略十三篇》列为通治类第三种。另，陕西中医药大学图书馆藏有清赵鼎山抄本，《中国中医古籍总目》未著录。

本次整理以陕西省中医药研究院图书馆所藏清道光二十八年（1848）镇江快志堂刻本为底本，以《珍本医书集成》上海世界书局 1936 年版（简称"集成本"）为主校本，以陕西中医药大学图书馆所藏清赵鼎山抄本（简称"赵抄本"）为参校本。所引王九峰医案部分以中医古籍珍稀抄本精选《王九峰医案》为校勘依据（简称"沪抄本《九峰医案》"）。

1. 采用现代标点方法对原书进行标点。

2. 原书中的繁体字、异体字、俗写字，以规范简化汉字律齐，不出注。

3. 原书中因刻写致误的明显错别字，予以径改，不出校。可以确认的讹字、脱文等，有对校或他校本可据者，据对校或他校本改或补，无对校或他校本可据者，据文义改或补，均出注说明。

4. 原书中的通假字等，保留原字，于首见处出注说明。

5. 原书段落中小字夹注用小字另体。

6. 原书独立成段方药中药名后的炮制、用量等，用小字另体。

7. 原书字词无误而对校或他校资料义胜或有参考意义者，酌情出校。

8. 原书中字词疑难或生疏者，予以简注。

9. 原书明引前代文献，简注说明。其中引用与原文无差者，用"语出"；引用与原文有出入者，用"语本"。凡称引自某书而某书不见反见于他书者，用"语见"。

10. 原书卷各一篇，不分章节，书目下有小字，述撰论原由，今仍其旧。原目录题作"医略先刻十三篇目录"，今只做"目录"二字。

11. 原书卷题下有"镇江蒋宝素"五字，卷末有"《医略》卷第某终"各卷名之前有"医略"字样，今一并删去。

12. 序文均以撰写者姓氏为名（自序除外），如"医略序"改为"阮序"等。

阮 序①

　　阴、阳、风、雨、晦、明，天之六气也。阴淫寒疾，阳淫热疾，风淫末疾，雨淫腹疾，晦淫惑疾，明淫心疾②，是六气者乃人生致疾之原也。盖人生不能无病，治病必先赖乎医，是医也者，病人生死之所寄也，顾不重乎？治病者必先求之于形与神，然后求之于脏腑，能求之于形神脏腑，即有危险之症，亦莫不了如指掌而得心应手矣。无如今之时医，于人有疾，不论其轻重虚实，概目之曰感冒风寒，饮食停蓄，不知伤寒者则恶寒，伤食者则恶食。果伤乎食，在病者自不欲食，今并能食者而亦禁之，将正气渐亏，百病从兹而入，甚可危也。抑知人之所恃者正气耳，使正气充足，则百病无由而入。如正气不足，则难言之矣，岂止于一感冒风寒，饮食停蓄，不能霍然而愈已耶？以是推之，则人之正气不能不固也明矣。即如书中所言，人之各病之事甚伙，内有《论伏邪》一篇，诚可谓剀切③详明，无微不至，深得夫医理，足为后世之楷模也，彼世医其能辨之耶？纵能辨之，亦仅辨夫外感之初症，而难辨夫内伏之危症也。予素不习医，于凡医家之言无不细为留意。顾方书虽多，而其议论百出不穷，悉未能细考其实，难免无误。今因柳君宾叔见示京口④蒋君宝素手著《医略》一书，蒋君，京口人也，于吾

---

① 阮序：此题原无，今补。
② 阴淫……心疾：语本《左传·昭公元年》。
③ 剀（kǎi 凯）切：切中事理。剀，符合事实。
④ 京口：地名，今属江苏镇江。

为同里，是亦延陵①一大郡会也，其言人之致疾之原，无不深求其故，已非世之为医者所能及其万一，而尤详者则莫过于《医略》中之《关格考》、《人迎辨》两篇。此可谓济世之书也，可谓传世之书也，即使扁鹊、仓公复生，亦无出乎其右矣！爰泚笔②以书之，是为序。

时道光二十八年二月扬州阮元撰

---

① 延陵：春秋时吴国城邑，今属江苏丹阳。
② 泚（cǐ 此）笔：以笔沾墨。

潘　序①

　　《医略十三篇》，乃京口蒋君宝素手著。京口于吾吴为同里，是亦延陵一大郡会也。予自历官台省垂四十年，于里闬②奇材异能之士，鲜所知者。向闻王九峰③、蒋椿田工岐黄术，名噪一时。宝素则椿田之哲嗣④，而九峰之高足弟子也，近亦有声大江南北，生平好读三坟⑤，锐志于扁卢之学，其造诣之浅深高下虽知之未悉，然能述父师之训，折衷于三折肱⑥诸家之说，本经义以立言，而著为是编，则其用力于《灵枢》《玉板》之书，概可见矣。昔范文正⑦有言：不为良相，当为良医。宝素则谓为医等于为相，以为方家之刀圭量剂，可通于宰辅之鼎鼐和调⑧。会予方忝任保衡⑨，乃因其同邑及门李雨人⑩殿

---

①　潘序：原作"医略十三篇序"，今改。

②　闬（hàn 汉）：里巷门。

③　王九峰：清代医家，名之政，字献廷，号九峰，丹徒人，乾隆时为御医，门人集有《九峰脉案》。

④　哲嗣：对别人儿子的尊称。

⑤　三坟：古时称伏羲、神农、黄帝之书为"三坟"。

⑥　三折肱：谓久经临床而成高医。语出《左传·定公十三年》。

⑦　范文正：即范仲淹，北宋名臣，卒后谥"文正"。

⑧　鼎鼐和调：喻宰相治国。《韩诗外传》卷七："伊尹，故有莘氏僮也，负鼎操俎调五味，而立为相，其遇汤也。"

⑨　保衡：指宰相。出自《尚书·说命》。

⑩　李雨人：即李承霖，字雨人，号果亭，镇江人，清道光二十年状元，授翰林院修撰，著有《劫余仅存》。

撰①请序于予，将以征信于时。书不云乎若药弗瞑眩，厥疾弗瘳②，史有之良药苦口利于病，忠言逆耳利于行，然则宝素所为比例于良相良医之论，理或然与。虽然，予滋愧矣，爰书以质之宝素，弁③诸简端。

吴县潘世恩④撰

---

① 殿撰：宋时集英殿修撰、集贤殿修撰的省称。元代张起岩以进士第一名持授集贤院修撰，明清沿其制，殿撰则为状元的通称。

② 药弗……弗瘳：语出《尚书·说命》，谓服药后不出现头晕目眩征象，其病不会痊愈。瘳，病愈。

③ 弁（biàn 变）：指作序。

④ 潘世恩：乾隆间进士，官至英武殿大学士、太子太傅，著有《恩补斋集》。

周 序①

语云医之为言意也，夫人而知之矣。然世之业俞雷②者所在而有，其庸庸者无论矣，即专门名家，或拘于偏见，或泥于古方，可以偶一弋获，而未可以百发百中。诚欲得医之意，必万全而无害者，不数数觏③。予自宣抚粤西，以四时皆夏、一雨成秋之风土，时婴小疾，未暇延医，间尝就验方，以意为之，无不应手立瘥。一日，与李雨人学使相过从，谈次及之，雨人为言其锦乡丹徒有蒋君宝素。其人者，幼以贫而失学，比长乃究心经籍，锐志学医，承其父椿田老人家传，且得名医师王九峰氏秘授，未几而声誉骤起，所至之处，其病若失。因示其所著《医略》一书，读之，于表里、阴阳、虚实之辨与夫心肝脾肺肾之源，直可按图而索骥。盖其书原本经术，参考诸家，而撮其要旨，病虽万变，理必一归，察脉既真，斯投剂不妄。其目仅十有三篇，而方术家之能事毕矣。奚必博称远引，侈陈夫青囊、金匮为哉？用为述其大略如此。

中州周之琦④序

---

① 周序：原题"医略序"，今改。
② 俞雷：少俞与雷公，此指代医学。
③ 觏（gòu 够）：遇到。
④ 周之琦：字稚圭，河南祥符人，嘉庆年间进士，官至广西巡抚，著有《心日斋词》。

李 序①

　　今之所谓学问者，吾知之矣。日手一编，咿唔不辍，阅时稍久，则援笔学为文词，雅郑②不分，朱紫变色。遇有好之者，从而称道之，则名大噪，号召生徒，推演流派，甚则取青紫③，持风气，文章经济，彪炳一时，然而其中之为是为非，为真为伪，吾乌乎辨之哉？今欲持一民一物，以验其读书之是否有用，盖莫医若矣。医学始于神农黄帝，其书在未有六经之前。六经所以经世，而未始不与医理相发明者。人身一小天地，经脉贯注，肌髓沦浃④，其理日流，行于两间⑤，道之与艺，未尚有二，均非浅学之士所能道。然而儒术犹有幸中之时，是非可否无所凭以发其覆。惟医则按脉切理，投剂立效，轻则为离合，重则为死生。士大夫不能博施济众，其可以随分自尽⑥，以展其有用之学者，儒固不如医也。吾友蒋子宝素，年甫志学即学医，务精其业，多读书以养其原。其诊脉也，洞见癥结，言足以显其情，沉疴痼疾，应手若失。余不知医理，但观其效，以为邑有蒋子，一邑之厚幸也。比又见所著《医略》，原本家学，阐发师传，证以六经，参以各说，食古而化，因时制宜，然后知其用心之挚，非儒者剽窃所可同。出而问世，是非真伪，必

---

　　① 李序：原作"序"，今改。
　　② 雅郑：雅乐与郑声，喻优劣、邪正不同。
　　③ 青紫：古时公卿绶带之色，借指高官显爵。
　　④ 沦浃：浸润。
　　⑤ 两间：天地之间。
　　⑥ 自尽：尽其才能。

有能辨之者。是书既传，庶乎医学之不坠，而人皆有生理①矣。蒋子体羸瘠，若不任事，而风度飒爽，神明殊胜，知其有异人者。比年患怔忡，盖思虑过甚所致，余深愿其慎自珍重，益广其业，令天下得见全书。虽不能争相延请，而缘其立说以为准则，由是伸躄起废，各为全人，是则蒋子所加惠者固不独一邑之人已也。

道光辛丑岁②抄同里愚弟李承霖③序

---

① 生理：生存的希望。

② 道光辛丑岁：即道光二十一年（1841）。

③ 李承霖：丹徒人，字雨人，号果亭，道光二十年（1840）进士，曾任广西学政，咸丰六年（1856）以父丧归不复出，著有《劫余仅存》。

医略序意

天覆地载，万物悉备，莫贵于人。人所生者神也，所托者形也，疾病所伤者，形与神也。形与神俱则生，形与神离则死，死者不可复生，离者不可复反，故圣人重之。神农著《本草》，黄帝著《内经》，上揆之天，下验之地，中审之人，世异时移，因机动变，使各得其所，不致夭殃。然非明哲，孰能究其文，通其意，以应万病？几千年来得其要领者，越人设问难，仲景述伤寒而已。甚矣哉！天下疾病若彼其蕃变①也，明哲如此其难得也，以天下疾病之蕃变而求不世出②之明哲，此慎疾者之所共忧也。即使明哲生于当时，无能亲身户治天下之病，即使身亲其役，又乌能使天下之人尽知明哲之为明哲也？嗟乎！古今之远，岁月之长，海宇之广，疾病之多，俗情之谬，药石无知，生死难明，脏腑不能言，扁鹊、仲景不可复生也。素甚惧焉，乃因家君《医话》，业师《医案》，著《医略》八十一卷，先刻六淫门十三卷以问世，幸天下明哲惠而教我。

时道光二十年庚子冬至日镇江蒋宝素自序于快志堂

---

① 蕃变：变化。蕃，通"番"。清代赵翼《园居》诗之三："芸生倍蕃变，物理渺难格。"

② 世出：经常出现的人或事。

目 录

卷第一

风乃六淫之首，人为倮虫①之长，风独中人，木克土也。风者善行而数变，其在婴儿小子变为惊风，而亏脱之证多有类之者，作真中风第一。

卷第二

病有相类，真伪难分，不别其类，何以反真？惟阴亏火盛、阳虚暴脱诸证，与中风切类而虚实相反，表里悬殊，作类中风第二。

卷第三

寒为杀厉之气，仲景论之详矣。然伏邪温疫乃冬寒内伏所致，欲知温热之原，当究伤寒之义，作伤寒第三。

卷第四

暑乃夏令君火炎蒸湿郁之热证，言阴暑者非是。伏而为痎疟，与伤寒伏而为温热之义同，作暑证第四。

卷第五

湿归于土，水流湿之湿乃水病之湿，非土湿之病，土湿归于六淫门，作湿证第五。

卷第六

燥归于金，火就燥之燥乃火证之燥，非金燥之证，金燥归于六淫门，作燥证第六。

---

① 倮虫："五虫"之一，无羽毛鳞甲蔽身的虫兽。

卷第七

君相二火分明，则百病之火无所逃其情实，作火证第七。

卷第八

疫厉之作，家传户染，老少强弱，病状相似，甚至阖门而殪①，覆族而丧，皆由冬令严寒内伏而后发故也，作伏邪第八。

卷第九

疟因暑伏于中而后发，与温热因寒伏于中而后发一体，所伏之寒暑虽殊，横连膜原则一，故疟与伏邪相近，且有互转之证，作痎疟第九。

卷第十

暑湿薰蒸肠胃，郁壅化为脓血，溃流而下，君火致病，同于外感，作痢疾第十。

卷第十一

六淫之湿，郁于中土，水谷变化失常，非饮食内伤所致，作霍乱第十一。

卷第十二

沙虫之毒，从云雾上腾，如瘴气之类，同于六淫，作沙蜮第十二。

卷第十三

瘴厉之气，中土本无，然日月所照，霜露所坠，皆吾同类，未可以殊方之疾而不论治也，作瘴气第十三。

医略论列方

关格考 附刻

人迎辨 附刻

---

① 殪（yì意）：死。

卷第一

真中风第一

《椿田医话》曰：**第一真黄风汤**，主治真中风初感一切形证，可代大小续命等汤。见五绝者不治，口开心绝，手撒脾绝，眼合肝绝，遗尿肾绝，声如鼾呼肺绝。

嫩黄芪三钱　防风根八分　云茯苓三钱　炙甘草五分　制半夏钱半　福橘皮一钱　当归身三钱　赤芍药钱半　豨莶三钱

长流水煎，入竹沥三钱，姜汁五分，和服，一二剂或三五剂。至十剂后，六经形证悉退，里证未清者，接服第二方。

第二真黄风汤，主治真中风初感。服第一真黄风汤后，六经表证已解，里证未除，或二便阻隔，或变色，或神志不清，或语言蹇涩，或口目㖞斜，或半身不遂，舌苔或白滑，或黄厚，或鬶黑，胸次或舒或不舒，饮食或进或不进，皆主之。

炙黄芪三钱　防风根五分　云茯苓三钱　制半夏钱半　炙甘草五分　福橘皮一钱　当归身三钱　人参钱半　桂水炒白芍钱半　豨莶三钱　麸炒枳实五分

长流水煎服，一二剂或三五剂。及至十剂后，里证向安，或语言微蹇，或面戴阳色，或消谷善饥，或饮食少进，或浊痰未清，或肢体无力，或无故多思，或怔忡惊悸不寐等证，接服第三方调理。

第三真黄风汤，主治真中风。服前二方，表里俱和，诸证悉退，或二气未充，或余氛未尽，宜此方调理，真善后之良法也。

炙黄芪三钱　防风根三分　人参钱半　大熟地四钱　云茯苓三

钱　炙甘草五分　制半夏钱半　福橘皮一钱　麸炒枳实五分　豨莶三钱

长流水煎服，一二剂或三五剂。至十剂后，或更以十剂为末，水叠丸，每早晚开水服三钱。

《易》曰：挠万物者莫疾乎风①。

《庄子·内篇》曰：夫大块噫气，其名为风②。

《吕氏春秋·有始览》曰：何谓八风？东北曰炎风艮气所生，一曰融风，东方曰滔风震气所生，一曰明庶风，东南曰熏风巽气所生，一曰清明风，南方曰巨风离气所生，一曰凯风，西南曰凄风坤气所生，一曰凉风，西方曰飂风③兑气所生。一曰阊阖风，西北曰厉风乾气所生，一曰不周风，北方曰寒风坎气所生，一曰广莫风。

《史记·律书》曰：不周风居西北，主杀生。又曰：广莫风居北方。广莫者，言阳气在下，阴莫阳广大也。又曰：条风居东北，主出万物。条之言条治万物而出之。又曰：明庶风居东方。明庶者，明众物尽出也。又曰：清明风居东南维④，主风吹万物。又曰：景风居南方，景者言阳气道竟。又曰：凉风居西南⑤，主地，地者沈夺万物气也。又曰：阊阖风居西方。阊者倡也，阖者藏也，言阳气导万物、阖黄泉也。

又《扁鹊仓公列传》曰：臣意常诊安阳武都里成开方，开方自言以为不病。臣意谓之病苦沓风，三岁四支⑥不能自用，使人喑，喑即死。今闻其四支不能用，喑而未死也。病得之数

---

① 挠万物者莫疾乎风：语出《周易·说卦》。挠，扰。
② 夫……其名为风：语出《庄子·齐物论》。大块，大地。
③ 飂（liù 六）风：西风。
④ 维：角。
⑤ 西南：《史记·律书》此下有"维"字。
⑥ 支：通"肢"。《正字通·支部》："支，与'肢'通，人四体也。"

饮酒以见大风气。所以知成开方病者，诊之，其脉法奇咳言曰脏气相反者死，切之得肾反肺，法曰三岁死也。

《说文》曰：痹，风病也痹病，因外感为真中，因内伤为类中。

《左传·昭元》曰：晋侯求医于秦伯，秦伯使医和视之。又曰：风淫末疾。

《东观汉记》[①] 曰：明帝行幸诸国，敕执金吾[②]冯鲂[③]将缇骑[④]宿元武门[⑤]复道[⑥]。上诏曰：复道多风寒，左右老人且病痹，多取帷帐，东西完塞窗牖，皆令致密。

《后魏书》曰：临淮王潭孙孚好酒，后遇风，患手足俱痹，口不能言，乃左手画地作字，乞解所任。

《开河记》[⑦] 口：隋大总管麻叔谋病风逆，起坐不得，炀帝命太医令巢元方视之，曰：风入腠理，病在胸臆，须用嫩肥羊蒸熟，糁药食之则瘥。如其言，未尽剂而痊。

《唐书》曰：许裔宗[⑧]，常州义兴人也。初仕陈，为新蔡王外兵参军。时柳太后感风，不能言，名医疗皆不愈，脉益沉而

---

① 东观汉记：纪传体史书名，载汉光武帝至汉灵帝间历史。东观，东汉宫廷藏书校书处。

② 执金吾（yù 欲）：秦汉时禁军武官名。

③ 冯鲂：东汉官员，汉明帝永平七年（64）授执金吾。

④ 缇骑：京师禁军。

⑤ 元武门：即玄武门。东汉洛阳宫殿分南宫和北宫，南宫北门为玄武门。

⑥ 复道：洛阳连接南宫和北宫之间有屋顶覆盖的道路。

⑦ 开河记：宋代传奇小说，述隋代麻叔谋（小说人物）奉隋炀帝诏命开河的故事。

⑧ 许裔宗：即许胤宗，六朝至隋唐间医家，《旧唐书》《新唐书》皆载其事。

口噤。裔宗曰：既不能下药，宜以汤药薰①之，药入腠理，周时可瘥。乃造黄芪防风汤数十斛，置于床下，气如烟雾，其夜便得语。

江陵府节度使成讷进豨莶丸方，略曰：臣有弟訢，年二十一，中风伏枕五年，百医不瘥。有道人钟针，因睹此患，曰：可饵豨莶丸，必愈。其草多生沃壤，高三尺许，节叶相对，当夏五月以来收之。每去地五寸剪刈，以温水洗去泥土，摘叶及枝头，凡九蒸九暴②，不必太燥，但以取足为度。仍熬捣为末，炼蜜丸如梧子大，空心温酒或米饮下二三十丸。服至二千丸，所患愈加，不得忧虑，是药攻之力。服至四千丸必得复，至五千丸当复丁壮。臣依法修合，令訢服之，果如其言。服后须吃饭三五匙压之。五月五日采者佳。奉敕宣付医院详录。

知益州张咏进豨莶丸表，略曰：窃以餐石饮水，可作充肠之馔；饵松含柏，亦成救病之功。是以疗饥者不在于羞珍，愈病者何烦于异术？倘获济时之药，辄陈鄙物之形。不耻管窥，辄干天听③。臣因换龙兴观，掘得一碑，内说修养气术，并药方二件。依方差人访问采觅，其草颇有异：金棱银线，素茎紫荄④，对节而生，蜀号火杴，茎叶颇同苍耳。不费登高历险，每常求少获多，急采非难，广收甚易。倘勤久服，旋见神功，谁知至贱之中乃有殊常之效？臣自服至百服，眼目清明，即至千服，髭须乌黑，筋力轻健，效验多端。臣本州有都押衙罗守

---

① 薰：同"熏"。《韩非子·外储说左上》："为木兰之柜，薰以桂椒，缀以珠玉。"

② 暴（pù 瀑）：晒。

③ 天听：使天子闻知的敬辞。

④ 荄（gāi 该）：草根。

一，曾因中风坠马，失音不语，臣与十服，其病立瘥。又和尚智严，年七十，忽患偏风，口眼㖞斜，时时吐涎，臣与十服，亦便得痊。今合一百剂，差职贡史元奏进。

《九峰医案》曰：邪之所凑，其气必虚。卒然倾跌，神识不清，口眼㖞斜，语言蹇涩，溲赤而浑，苔黄而厚，脉来沉数，阴亏水不涵木，七情郁结化火，风邪乘袭厥阴，横扰阳明，目为肝窍，胃脉挟口环唇，肝在声为呼，胃受疾为哕，诸汗属阳明。谨防呃逆鼾呼大汗，拟玉屏风散、升麻葛根汤二方加减，外以桂酒涂颊。

嫩黄芪三钱　防风根一钱　冬白术钱半　绿升麻三分　葛根一钱　白芍药钱半　大生地四钱　当归身三钱　炙甘草五分

桂酒涂颊法：用油肉桂三钱为细末，高烧酒二两煎百沸，涂两颊，不必拘左右。加入马脂更妙。

昨药后，夜来神志渐清，语言渐爽，黄苔渐腐，身有微热微汗，大解一次，溲转浑黄，沉数之脉依然，口目㖞斜未正。证本阴虚火盛，情志乖违，腠理开疏，为风所袭，扰乱厥明①之络。原方加减，仍以桂酒涂颊。

炙黄芪三钱　防风根一钱　冬白术钱半　煨葛根一钱　白芍药钱半　炙甘草五分　大生地四钱　当归身三钱　人参二钱

厥阴为风木之脏，阳明为十二经脉之长。真阴素亏，肝木自燥，木燥召风，虚风直袭，攻其无备，是以卒中之也。连进玉屏风散、升麻葛根汤二方加减，神识已清，语言已爽，饮食颇进，身热得微汗已解，大便如常，溲色较淡，黄腐之苔较退，沉数之脉亦缓。惟口目仍斜，风淫未尽，真阴未复，原方加减，

---

① 厥明：厥阴与阳明二经。

仍以桂酒涂颊。

嫩黄芪三钱　防风根一钱　冬白术钱半　煨葛根一钱　独活一钱　白芍药钱半　大生地四钱　当归身三钱　人参二钱

诸证悉平，惟口目之斜较前虽好，未能如故。口目常动，故风生焉；耳鼻常静，故风息焉。肝气通于目，胃脉环于口，必得肝胃冲和，口目方能平复，原方加减，仍以桂酒涂颊。

嫩黄芪三钱　防风根一钱　冬白术钱半　煨葛根一钱　当归身三钱　白芍药钱半　人参钱半　大生地四钱　白蒺藜三钱

病原已载前方，惟口眼仍斜，未能如故。肝为藏血之脏，胃为水谷之海，证本血燥召风，风翻胃海，气脉为之动变，霾曀①上冒清空，分布不周于本络，以故口目㖞斜，斜乃风之象也。服药以来，风淫虽解未尽，阴液虽复未充，气脉未能流畅。水能生木，土能培木，当以脾肾为主，拟六味归脾加减为丸，以善其后。

大熟地八两　粉丹皮三两　福泽泻三两　淮山药四两　白茯苓三两　人参二两　冬白术三两　炙甘草一两　当归身三两　肉苁蓉三两　酸枣仁三两　远志肉两半

为末，水叠丸，每早晚开水服三钱。

年近七旬，天令暴冷，炉炎左侧，大白频浮②，酒渍于内，热炙于外，左颊汗出如浆，虚风得以乘之，扰乱三阳之络，口㖞于右，目眇③于左，脉来浮数，按之则缓。拟玉屏风散加味，辅正散风，是否候酌。

---

① 霾曀（yì意）：阴霾。典出《诗·邶风·终风》。曀，天色阴暗。

② 大白频浮：谓频频大杯饮酒。大白，酒杯名。浮，以满杯酒罚人饮，也指饮酒。典出《说苑》卷十一。

③ 眇（miǎo秒）：一目小，指眼睑不能上抬。

炙黄芪三钱　防风根一钱　冬白术二钱　云茯苓三钱　炙甘草五分　制半夏钱半　福橘皮一钱　煅牡蛎三钱　福泽泻钱半　鹿衔草二钱

又照原方加人参一钱，老苏梗一钱。

连进玉屏风加味，左颊之汗已收，口目之斜俱正，浮数之脉亦缓，风淫已散。第尊年①二气本亏，是以风邪易袭，宜常服十全丸，以杜后来之患十全丸即十全大补汤为丸。

徧②身麻痹，口目蠕瞤，眉棱骨痛，按之益甚。年逾四十，形丰脉软，风袭阳明，营卫俱伤，血凝气阻，名曰肉苛，慎防倾跌。

人参三钱　炙黄芪三钱　防风根一钱　冬白术二钱　炙甘草五分　当归身二钱　福橘皮一钱　银柴胡七分　绿升麻五分　鲜生姜一片　大黑枣二枚

经以营气虚则不仁，卫气虚则不用，营卫俱虚则不仁且不用，肉如故也。服补中益气加味，半月以来苛痹渐苏，瞤动渐止，营卫风淫渐散，眉棱骨痛亦平，软散之脉亦敛。胃者卫之原，脾乃营之本，升补中州，以充营卫，前贤良法。原方加减，为丸缓治。

大熟地八两　当归身三两　淮山药四两　炙甘草一两　人参三两　福橘皮一两　银柴胡三钱　绿升麻三钱　嫩黄芪三两，防风三钱煎水炒

为末，生姜三两，大枣三两，煎水叠丸，每早晚开水服三钱。

---

① 尊年：高龄。
② 徧：同"遍"。《说文解字·彳部》朱骏声通训定声："徧，字亦作'遍'。"沪抄本《九峰医案》作"遍"。

经以虚邪偏客于身半，其入深，内居营卫，营卫虚则真气去，邪气独留，发为偏枯。身偏不用而痛，言不变，志不乱，病在分腠之间，益其不足，损其有余，乃可复也。

大熟地八两　当归身三两　川芎两半　人参三两　白芍药二两　炙黄芪三两　冬白术三两　炙甘草二两　制附子一两　桂枝木一两　防风根一两　独活一两　虎胫骨二两　乳香一两　没药一两

为末，水叠丸，每早晚开水服三钱。

形充脉弱，气歉于中；分腠不固，常多自汗；为风所引，肾水上泛；脾液倒行，凝滞成痰。机窍阻塞，卒然昏愦无知，气促痰鸣言蹇，舌苔白滑，胸次不舒。木旺金衰，正不敌邪，防其汗脱。

藿香梗一钱　老苏梗一钱　白茯苓三钱　炙甘草五分　制半夏钱半　福橘皮一钱　冬白术钱半　制南星一钱　肥桔梗一钱

自喊颠①疼，问之则否，身有微热微汗，肌肤粟起，眠不竟夕，痰涎上涌，苔白滑，胸痞言蹇，欲大解小便先行，淋沥不爽。六经浑淆，二便互阻，七情内伤，风淫外袭。昨进藿香正气加减，未见效机，正不敌邪，谨防大汗。照原方加人参八分，正气散护卫外以祛风，六君汤益中土以清痰。服后神识已清，夜来安寐，身热退，自汗收，舌强和，痰声息，弱脉起，邪退正复之机。惟右肢苛痹乃偏枯之象，证本脾肾双亏，气虚挟痰，分布不周，风淫末疾，煎方加减为丸缓治。

人参八钱　白茯苓三两　冬白术三两　炙甘草八钱　制半夏二两　福橘皮一两　明天麻两半　嫩黄芪三两，防风三钱煎水炒

为末，竹沥二两，生姜汁一两，和开水叠丸，每早晚开水

①　颠：头顶。

服三钱。

二气贯于一身，不必拘左血右气。偏枯于右，痛无定止，逢阴雨烦劳益甚，乃风痹之属。延今二载有余，脉沉涩无力，食入作呕，大便恒溏，风淫于胃，湿著于脾，分布不周于脉络，致有阴阳异位、更虚更实、更逆更从之患。外以晚蚕沙煎水洗患处。

人参二两　炙黄芪八两　防风根八钱　云茯苓五两　全当归四两　虎胫骨三两

为末，羊肚一具，生姜三两，川椒三钱，粳米半升，淡竹沥三两，煮烂，取浓汁为丸，每早晚开水服三钱。

五行之速，莫如风火，邪之所凑，其气必虚。风邪卒中，必挟身中素有之邪。素本阴亏火盛，火召风入，风彰火威，风火盘旋。形神如醉，消谷善饥，溲赤苔黑。心火暴甚，肾水必虚，肺金既摧，肝木自旺，宜先服泻心汤，观其进退。

制半夏三钱　黄芩钱半，酒炒　淡干姜五分　炙甘草五分　人参一钱　川黄连八分　大黑枣三枚

曾经伤风，咳嗽痰多。渐至步履欹斜①，语言蹇涩，痰涎上溢。三载以来，痰嗽由渐而止，现在涎唾不禁，舌蹇难言，身形强直，脉来弦数。肾阴素亏，子窃母气；肺损于上，为风所引。传之于肝，肝主一身之筋，筋弱不能自收持。肝复传之于脾，脾伤则四肢不为人用。脾复注之于胃，胃缓则廉泉开，故涎下不禁。所服之方，都是法程，寡效者病势苦深也。张长沙云：病势已成，可得半愈；病势已过，命将难全。勉拟一方，尽其心力。

---

① 欹（qī 七）斜：倾斜。欹，斜。

大熟地五钱　　人参一钱　　当归身三钱　　云茯苓三钱　　炙甘草五分　　制半夏钱半　　福橘皮一钱　　冬白术三钱　　炮姜五分

蒋宝素曰：真中风者，真为风邪所中，卒然击仆偏枯、神昏不语等证，与阴亏火盛、阳虚暴脱之击仆偏枯、神昏不语等证，相类而真伪难分，却真有风形可据之证也。

《灵枢·刺节真邪》论曰：虚邪偏客于身半，其入深，内居营卫，营卫稍衰，则真气去，邪气独留，发为偏枯。又《九宫八风》篇曰：八风皆从其虚之乡来，乃能病人。三虚相搏，则为暴病卒死，其有三虚，而偏中于邪风，则为击仆偏枯矣。又《岁露》篇曰：三虚者，其死暴疾也。乘年之衰，逢月之空，失时之和，因为贼风所伤，是谓三虚。《素问·风论》篇曰：风之伤人也，或为寒热，或为热中，或为寒中，或为偏枯。又曰：风者善行而数变。又曰：心风之状，多汗恶风，善怒赤色，甚则言不可快。又《六元正纪大论》曰：木郁之发，太虚埃昏，云物以扰，大风乃至，甚则耳鸣眩转，目不识人，善暴僵仆。又《至真要大论》曰：诸风掉眩，皆属于肝；诸暴强直，皆属于风。此《内经》诸篇言暴病卒死，击仆偏枯，言不可快，眩转，目不识人，善暴僵仆，掉眩强直，乃风乘虚入。如此其明且著也，而河间、东垣、丹溪反谓中风非外来之风，何耶吾友孙兰亭曰：风之中人，犹矢之中鹄①。人之中风卒倒，何异中矢而倒？故经曰避风如避矢石。然若以中风非外来之风，是犹无矢而云中鹄，有是理乎？此河间以来诸贤有不得辞其责也。至于中寒、中暑、中气、中痰等证，犹类中之中，皆仿中风中字之义？《难经》列中风，与伤寒、湿温、热病、温病同归一体。《左传》言：风淫末疾，即今之苟瘏偏枯诸证。

---

① 鹄：天鹅。

太仓公言病沓风沓风乃前后重沓受风，风伏于内，复感风而发之证，四肢不用，使人喑，喑即死，即今之中风不语。《金匮要略》言：风之为病，当半身不遂及㖞僻，不识人，舌难言，口吐涎。《伤寒论》云：言迟者风也。华元化言：中风之病，口禁筋急舌强，手足不遂，偏枯失音等证甚详。《后魏书》言：临淮王孙孚好酒遇风，手足俱痹，口不能言。巢元方言：风证奄忽不知人，舌强不能言，口禁不开，口㖞，目不能平视，四肢不收，暴绝如死。孙思邈言：偏枯风痱，风懿风痹，及卒暴诸病皆从风得。诸家之论如是，上与经旨相符，下与今之中风诸证相合，岂可谓非外中于风欤？《唐书》许裔宗治柳太后感风不能言而口禁，用黄芪防风数十斛置床下熏蒸，此从风治而愈。成讷、张咏《进豨莶丸表》言豨莶治中风良愈，亦从风治。由是观之，自春秋以来，至于李唐北宋，论中风皆宗《灵》《素》，作外入风淫论治。自宋金刘河间始谓中风非外中于风，由乎将息失宜，心火暴甚，肾水虚衰，不能制之，则阴虚阳实。又云阳实阴虚而风热太甚，以胜水湿，因而成燥，肝主于筋，而风气自甚。此河间主火立说，盖错认《内经》阴亏火盛之击仆偏枯无风似风诸证，以证有风之击仆偏枯诸证为非是。又云风热太甚，风气自甚兰亭注曰：风热风气，谓肝木化风则背经义，谓外来之风则自相悖戾，遂自相矛盾而起后世之疑。李东垣曰：中风者，非外来风邪，乃本气自病。凡人年逾四旬，气衰之际，或忧喜忿怒伤其气者，多有此疾，壮岁之时无有也。若肥盛者则间有之，亦是形盛气衰而如此耳①。此东垣主气立说，盖错认《内经》阳虚暴脱之击仆偏枯无风似风诸证，以证有风之击仆偏枯诸证为非是，同

---

① 中风……此耳：语本《医学发明·中风有三》。

于河间之误。张子和言：掉摇眩运①、纡曲劲直，手足瘛疭，目斜口㖞，顿僵暴仆，昏不知人，为风木之象。厥阴肝木之用，肝木所以自甚者，盖肺金为心火所制，不能胜木故也②。此子和明知经义中风乃风淫外入，又惑于河间主火之说，遂以肺金为心火所制，不能平木，木火召风，两存其说，依违无决。朱丹溪曰：中风大率主血虚有痰③。按《内经》以下皆谓外中风邪，然地有南北之殊，不可一途而论。由今言之，西北二方亦有真为风所中者，但极少耳。东南之人多是湿土生痰，痰生热，热生风也。此丹溪主痰立说，盖不舍经义，又惑于河间、东垣之论，强分南北曲为之解，遂以东南无中风，以附会河间、东垣之意，岂其然乎？王安道谓：刘李朱三子以类中风之病视为中风而立论，故使后人狐疑而不能决。殊不知因于风者真中风也，因于火，因于气，因于湿者，类中风而非中风也。三子所论者，自是因火、因气、因湿而为暴病暴死之证，与风何相干哉？如《内经》所谓三阴三阳发病，为偏枯痿易，四肢不举，亦未尝必因于风而后能也④。此安道之论诚绝类离伦之见，然因于风，不因于风，何所凭哉？并无确证可据，为未尽善也。刘宗厚⑤在凉州，亲见大风起自西北，路死者数人，可为中风暴死之据。王肯堂分六经形证，以小续命汤加减主之，是从风治。又云血弱不能养筋，故手足不能运动，舌强不能语，宜大

---

① 眩运：眩晕。运，通"晕"。《金匮要略·五脏风寒积聚病脉证并治》高学山注："运，与'晕'同。"

② 掉摇……故也：语本《儒门事亲》卷一。

③ 中风大率主血虚有痰：语出《丹溪心法》卷一。

④ 刘李……能也：语本《医经溯洄集·中风辨》。

⑤ 刘宗厚：即刘纯，元明间医家，吴陵（今属江苏）人，字宗厚，著有《医经小学》《玉机微义》等。

秦艽汤，此以风药治无风之证。又云每用诸汁以收奇功，此又以不治风之药以治风证，何其错乱？

张景岳立非风门余友左子木曰：张景岳立非风门，而诸风门又有类中之名，夫非风与类中何以分也？若以《内经》并诸贤所论类中之名当非风门之实，则诸风门所云类中将何所指耶？若以《内经》并诸贤所论类中之实当诸风门类中之名，则非风门何所指耶？既以暴脱诸证为非风，则诸风门不必复立类中之名。既有类中之名，又何以有非风名也？名色既多，混人耳目，贻误后人，岂容不辨，论中风曰单用河间、东垣之意，竟以非风名之。又立诸风门，曰风有真风、类风，不可不辨，引《九宫八风》《岁露》《金匮真言》诸篇为真风之据。盖不敢背经义，而惑于河间、东垣之论，遂自相悖戾如此。喻嘉言谓：阳虚邪害空窍为本，而风从外入者，必挟身中素有之邪，或火或气或痰而为标耶①。此亦不舍经义，又从三子语，涉两歧混而莫辨。夫自河间一误，遂致后世依违莫定，然则何以辨之？曰：同一击仆偏枯、神昏不语等证，有邪证邪脉可据者，真中风也，无邪证邪脉可据者，阴亏火盛，阳虚暴脱等证，即类中风也。河间以前所论者，真中风也，河间以后所论者，类中风作为真中风，反以真中风为无风之证也。所谓邪证者，前列经义言之已悉，更以苔厚溲浑为主，其苔或白或黄，或灰或黑，或滑或涩，甚则苔黑起刺，或干赤起刺，其溲或白或黄，或赤或紫，皆浑浊不清，其他如头疼身痛、憎寒发热、神烦不寐等证，与伤寒伏邪门同证者皆是也。所谓邪脉者，其脉不必深求，但见软数虚弦不静者是也。夫风之中脉也，如水之得风也，软数虚弦不静者，乃风驰水逝之象也。所谓无邪证、邪脉，见类中风门。持是以往，足以破近古之疑而得病之情实，故特立真中风门，

一三

---

① 阳虚……标耶：语本《医门法律》卷三。

以告夫同志者伤风证必咳嗽，即中风之轻者，见咳嗽门，兹不赘。

略曰：《金匮》侯氏黑散、风引续命诸汤，治中风善矣。然世异时移，近代嗜欲无穷，忧患不止，人稠禀薄，二气常亏，多有不堪峻剂者。故业师《医案》每用玉屏风散，家君《医话》新制黄风汤，俱宗许裔宗治柳太后之意，可以类推矣。

真中风论列方：

十全大补汤一

侯氏黑散二

风引汤三

续命汤四

玉屏风散五

卷第二

类中风第二

《椿田医话》曰：**第一类黄风汤**，主治类中风击仆、偏枯、神昏不语等证，与真中风相类，但小便不浑，舌苔不厚，别无邪证邪脉可据者，唯见五绝不治。五绝见真中风门

大熟地八钱　人参三钱　云茯苓三钱　淮山药四钱　当归身三钱　枸杞子三钱　山萸肉四钱　大麦冬三钱　五味子一钱

甘烂水取甘烂水法：以千里长流水数斗，倾于盆内，用木杓扬之数千遍，至万遍更妙煎服。若阳虚欲脱者，加制附子钱半，鹿茸二钱；若阴亏已极，加黄柏一钱，龟板三钱；若牙关不开，药不能入者，用苏合香丸擦牙即开，或乌梅肉亦可。本方服二三剂或五七剂，至十剂后不见病情增剧，便是药证相当，接服第二方。

第二类黄风汤，主治类中风服第一类黄风汤后，无问诸证进退效否，但病势不见转增，宜服此方。补阳不燥，补阴不寒，且兼清气化痰之意，最切于时用。

大熟地六钱　人参钱半　怀牛膝二钱　淮山药三钱　麦门冬二钱　福橘皮一钱　山萸肉三钱　五味子八分　炙甘草五分

甘烂水煎服。若阳虚欲脱，加制附子钱半，鹿茸二钱；若阴亏已极，加黄柏一钱，龟板三钱。本方服二三剂或五七剂，至十剂后诸恙向安者，接服第三方。

第三类黄风汤，主治类中风服第二类黄风汤后，诸证垂愈，宜静补真阴。第阴无骤补之法，此方补阴最得从容之理。

大熟地四钱　云茯苓二钱　淮山药三钱　大沙参三钱　大麦冬二钱　炙龟板三钱　野黄精三钱　五味子五分

甘烂水煎服，二三剂或五七剂。至十剂后，更以十剂为末，水叠丸，每早晚开水服三钱。

《庄子·内篇》曰：民湿寝则腰疾①偏死。

《史记·魏其武安侯②列传》曰：魏其③失势，默默不得志，独厚灌将军④。及论⑤灌夫及家属，魏其良久乃闻，闻即恚，病痱⑥，不食欲死。

《晋书》皇甫谧表⑦曰：久婴笃疾，半身不仁，右脚偏小。

《九峰医案》曰：舌强，语言蹇涩，右臂麻木不舒。言乃心之声，赖肺金以宣扬。脾主四肢，其用在右。心火盛，肾水虚，将息失宜，五志过极，湿土生痰，机窍不利，脉来参伍不调，类中复萌已著。理阳明，和太阴，佐化湿痰，不致阴阳离决，方克有济。

人参三钱　白蒺藜三钱　白茯神三钱　白僵蚕二钱　福橘皮一钱　制半夏钱半　炙甘草五分　鲜竹茹钱半

类中复萌，舌强言蹇，右臂屈伸不利，心火暴甚，肾水虚衰，智意不和，湿痰阻窍。本拟泻心法，缘脉来甚慢，如结代之状，尺部尤甚，仍从中治。理阳明，和太阴，亦可保其心肾。

鲜首乌三钱　白蒺藜三钱　白茯神三钱　人参三钱　福橘皮一

---

① 疾：原作"脊"，据《庄子·齐物论》改。

② 侯：原脱，据《史记·魏其武安侯列传》补。

③ 魏其：即窦婴，汉武帝时大臣，封魏其侯，任丞相，后为新贵田蚡诬陷而被杀。

④ 灌将军：即灌夫，汉武帝时任燕相，与窦婴友善，后因得罪田蚡被杀。

⑤ 论：定罪。

⑥ 痱：中风瘫痪。

⑦ 表：古时大臣向皇帝申闻某事的一种文体。《晋书·皇甫谧传》载晋武帝下诏敦请皇甫谧为官，皇甫谧上疏辞谢。

钱　制半夏二钱　白僵蚕二钱　冬白术钱半　炙甘草五分

　　两进理阳明，和太阴，佐化湿痰，舌强渐和，语言渐展，右肢麻痹亦舒。胸次反觉不畅，清涎上溢，湿痰未化，心火未平，脉仍参伍不调，未宜骤补，原方加减。

　　鲜首乌五钱　白蒺藜三钱　白茯神三钱　福橘皮一钱　制半夏二钱　炙甘草五分　白僵蚕二钱　霜桑叶一钱　黑脂麻五钱

　　病原已载，前方服药以来，舌强渐和，语言渐爽，肢痹已苏，胸次亦畅。经以心脉系舌本，脾脉连舌本，肾脉循喉咙，挟舌本，太阴不营，湿痰自生，肾水不生，心火自盛，必得三经平复，水升火降，中土畅和，机窍自展。现在湿土用事，午火司权，暂以桑麻六君加味，崇土养荣，和肝息风，引益肾水。

　　人参二两　云茯苓二两　冬白术二两　炙甘草五钱　制半夏两半　福橘皮一两　霜桑叶两半　黑脂麻三两　黄菊花五钱

　　为末，水叠丸，每早晚服三钱。

　　偏枯于左，口喎于右，舌强言謇，涎下不禁，脉来甚慢。大筋软短，小筋弛长，湿热不攘①，中虚痰郁为患。

　　人参二钱　云茯苓三钱　冬白术二钱　炙甘草五分　羚羊片一钱　制半夏钱半　福橘皮一钱　淡竹沥二钱　生姜汁一钱

　　目盲不可视，足废不能行，小便或秘癃，或不禁，饮食如故，脏病腑不病，心肾乖违，情志郁勃，机窍阻塞。昔魏其侯伤意病此，名曰风痱。议刘守真地黄饮子。

　　大熟地四钱　制附子一钱　云茯苓钱半　巴戟天钱半　石菖蒲五分　远志肉一钱　山萸肉二钱　淡苁蓉二钱　五味子五分　油肉桂八分　麦门冬二钱　钗石斛二钱

---

　　① 大筋……不攘：语见《素问·生气通天论》。软，短缩。

经言阳之气以天地之疾风名之。卒然昏愦无知，柔汗，溲便遗失，四肢不收，口噤不语，脉来迟慢，因烦劳太过，扰乱二十五阳①，阳气动变，气不归精，精无所倚，精不化气，神无所依，乃阴阳离决之危候也。勉拟景岳回阳饮追敛散亡之气，未识阳能回否？

大熟地八钱　人参三钱　炙甘草一钱　制附子三钱　当归身三钱　炮姜灰一钱

午正进药，申末汗收，神志渐清，语言渐展，肢体自能徐转，脉象小快于迟。惟心烦虑乱，莫能自主，乃阳回阴液未复，进锐退速，危证得安，乃天幸，非人力也。

大熟地八钱　人参二钱　炙甘草五分　制附子钱半　当归身三钱　炮姜灰五分　云茯神三钱

阳回，阴液未复，中心愦愦不安，肢体虽和，语言尚蹇，脉象小快于迟曰缓。经以无阳则阴无以生，连进回阳生阴之品，颇合机宜，安不忘危，善后更宜加意。

大熟地八钱　人参二钱　炙甘草五分　当归身三钱　云茯神三钱　炮姜灰五分　酸枣仁三钱

病源具载前方，毋庸复赘。惟是心烦不安，乃阳回阴液未充，肾不交心，阴不上承，最宜持心息虑，当思静则生阴之理。

大熟地八钱　人参二钱　炙甘草五分　当归身三钱　云茯神三钱　炮姜灰三分　酸枣仁三钱　女真子②三钱　旱莲草三钱

服五剂后，更以十剂加五味子五钱为末，水叠丸，每早晚开水服三钱。

---

① 二十五阳：见《素问·阴阳别论》，清代张志聪认为"五脏相生而各有五，是以五五二十五阳也"。

② 女真子：即女贞子。

旋转掉摇，火之象也；志意烦惑，阴液亏也。肾虚无以荣肝，一水不胜二火，木横土虚，壮火蚀①气，血热化风，乃痹中之渐，当以脾肾为主。水能生木，土能培木，水为物源，土为物母，水土平调，肝木自荣，则无血燥化风之患。故陈临川②曰：治风先治血，血行风自灭③。拟六味、四物、归脾合为偶方主治。

大熟地八两　粉丹皮三两　福泽泻三两　淮山药四两　山萸肉四两　云茯苓三两　当归身三两　川芎䓖一两　大白芍二两　人参三两　炙黄芪三两　冬白术三两　炙甘草一两　煨木香五钱　酸枣仁三两　远志肉两半

为末，龙眼肉八两，煎水叠丸，每早晚开水服三钱。

阴亏于前，阳损于后，阴阳相失，子午不交，卒然昏愦无知，口④开不合，涎流不止，神败于心，精败于肾，在经之气脱于阳明，在脏之气脱于太阴。脱绝已著，虽司命不可为也，勉以回阳一法，追敛散亡之气于乌有之乡，以副诸明哲冀望回春之意。

大熟地八钱　人参三钱　制附子三钱　油肉桂钱半　炮姜一钱

经以击仆偏枯痿厥，肥贵人则膏粱之疾也。形丰，柔胜于刚；志乐气骄多欲，七情五志失其中；炙煿肥甘过其当，致令皮肉筋骨不相保。卒然倾跌，右肢偏废而不用，天产作阳⑤，

①　蚀：《素问·阴阳应象大论》作“食”。

②　陈临川：即陈自明，宋代医家，字良甫，临川（今属江西）人，著有《妇人大全良方》《外科精要》等。

③　治风……自灭：语本《妇人大全良方》卷三。

④　口：原作“四”，据集成本改。

⑤　天产作阳：语见《礼记·郊特牲》孔颖达疏。天产，指动物，与地产的植物相对。

厚味发热，阳热蒸腾，动中无静，阴亏可知。法当静补真阴为主，崇经旨承制之意，仍须薄食味，省思虑，方克有济。

大熟地八钱　粉丹皮三钱　福泽泻三钱　淮山药四钱　云茯苓三钱　山萸肉四钱　女贞子三钱　旱莲草三钱

素耽酒色，心肾本亏，精损于频，气伤于渐，卒然神志沉迷，口眼㖞斜，语言蹇涩，慎防汗脱，脉来微细如丝，当从色厥论治。

大熟地八钱　淮山药四钱　山萸肉四钱　人参三钱　麦门冬三钱　五味子一钱　制附子三钱

经以暴病暴死皆属于火，火性疾速故也。卒然昏愦无知，脉象洪空劲直，口开手撒，遗溲自汗，痰鸣气促，真阴枯竭，心主自焚，五绝之中兹见三证，虽司命不可为也。所议人参竹沥苏合香丸极是，愚意更益以镇固之法，以副或免之望。

人参三钱　淡竹沥三钱　苏合香丸一粒

外以生铁一块，约重八两，烧红，好醋沃之，近病人口鼻，使气薰①入。

蒋宝素曰：类中风者，乃阴亏火盛，阳虚暴脱之击仆偏枯、神昏不语诸证，与真中风之击仆偏枯、神昏不语诸证相类，而以类相从，从类相别之证也。《灵枢·本神》篇曰：脾忧愁不解则伤意，意伤则悗乱，四肢不举。又《经脉》篇曰：足阳明血所生病者，口㖞。又《五色》篇曰：大气入于脏腑者，不病而卒死矣。《素问·生气通天论》曰：汗出偏沮，使人偏枯。又《阴阳别论》曰：三阳三阴发病，为偏枯痿易，四肢不举。又《通评虚实论》曰：凡治击仆偏枯，肥贵人则膏粱之疾也。又

---

① 薰：沪抄本《九峰医案》作"熏"。

《脉解》篇曰：所谓入中为喑者，阳盛已衰，故为喑也。内夺而厥，则为阴俳素按《素问》王冰注：俳，废也，此肾虚也。又《调经论》曰：血之与气并走于上，则为大厥，厥则暴死。又《至真要大论》曰：诸热瞀瘛，皆属于火。此《内经》诸篇言四肢不举，口喝卒死，击仆偏枯，入中为喑，暴死瞀瘛，乃阴亏火盛，阳虚暴脱，与真中风相似，而非关风气。如此其明且著也，而河间、东垣、丹溪执此无风之似中，以证有风之真中为无风之证，何耶？《庄子》言民湿寝则腰疾①偏死，《史记》魏其侯救灌夫不得，伤意病痱，《伤寒论》脉病人不病，以无旺气，卒眩仆而死②，《晋书》皇甫谧半身不仁。诸家之论如是，上与经旨相符，下与今之阴亏火盛、阳虚暴脱之似中诸证相合，与风邪绝不相关，而形证则与真中风相似，岂可以相似而反失其真？故当以类相从，从类以相别也。刘河间曰：凡人风病，多因热甚，而风燥者为其兼化，以热为其主也，俗云风者，言末而忘其本也。所以中风瘫痪者，非谓肝木之风实甚而卒中之也，亦非外中于风尔，由乎将息失宜而心火暴甚，肾水虚衰，不能制之，则阴虚阳实而热气怫郁，心神昏冒，筋骨不用，而卒倒无所知也。多因喜、怒、思、悲、恐五志有所过极，而卒中者由五志过极，皆为热甚故也③。此河间主火立说，本是《内经》阴亏火盛诸证，与真中风相似，即类中风也。乃不知自所论者是无风之类中，错作有风之真中为无风之证，为未合经义也。李东垣曰：阳之气，以天地之疾风名之，此中风者，非外来风邪，乃本气自病也。凡人年逾四旬，气衰之际，或忧喜忿怒伤

---

① 疾：原作"脊"，据《庄子·齐物论》改。
② 脉病……而死：语本《注解伤寒论》卷一。
③ 凡人……故也：语本《素问玄机原病式·六气为病》。

其气者，多有此疾。壮岁之时无有也，若肥盛者则间有之，亦是形盛气衰而如此耳①。此东垣主气立说，本是《内经》阳虚暴脱诸证，与真中风相似，即类中风也。乃不知自所论者是无风之类中，错作有风之真中为无风之证，同于河间之误。朱丹溪曰：中风，大率主血虚有痰。又曰：气虚卒倒者，用参芪补之。又曰按《内经》以下皆谓外中风邪，然地有南北之殊，不可一途而论。惟刘守真作将息失宜，水不制火，极是。由今言之，西北二方亦有真为风所中者，但极少耳。东南之人多是湿土生痰，痰生热，热生风耳②。此丹溪主湿痰立说，本是阴亏火盛、阳虚暴脱诸证，与真中风相似，即类中风也，乃不知自所论者是无风之类中，错作有风之真中为无风之证，强分南北，谓东南无中风，以附会河间、东垣之意。可谓不揣其本而齐其末矣。王肯堂蹈三子之辙，言元气素弱，或过于劳役，伤于酒色，而卒然厥仆，状类中风。此论本是阳虚暴脱之类中，而曰状类中风，类中上加状字，即非类中，曷不曰即类中风也？张景岳复蹈河间、东垣之辙，曰凡非风等证，其病为强直掉眩之类，皆肝邪风木之化，其为四肢不用，痰涎壅盛，皆胃败脾虚之候，又曰凡非风卒倒等证，无非气脱而然。此论本是阴亏火盛、阳虚暴脱之类中，而反以非风名之，曷不曰即类中风也？由是观之，自河间、东垣一错，后世悉宗其谬。由其不知同一击仆偏枯、神昏不语等证，有邪证邪脉可据者，真中风也，无邪证邪脉可据者，乃阴亏火盛、阳虚暴脱诸证。与真中风相似，即名类中风也。然风本无类，惟识之不真，致真伪莫辨。故名

---

① 阳之……此耳：语本《医学发明·中风有三》。
② 中风……风耳：此三条皆本《丹溪心法》卷一。

类中风者，正欲以类相从、从类以相别也。类中之证既明，则真中风形证自著。所谓邪证邪脉，见真中风门，当与此篇互阅。

略曰：自河间以下，错认中风面目，故有类中之名。然所论虽非，所治仍是。《宣明》之地黄饮子，丹溪之用四物、人参、竹沥诸法，景岳之用地黄、当归、枸杞之类，俱是峻补阴阳之剂，正合类中机宜。故所论虽偏而不能偏废者，殆为此也。故《医案》仍宗其法而推广之，若《医话》之三黄风汤，虽约而应变无穷，名正治当，更详于昔矣。

中风论列方：

苏合香丸六

地黄饮子七

四物汤八

卷第三

伤寒第三

《椿田医话》曰：**十味羌防散**，主治三冬感冒风寒，兼治三时不正寒凉之气，颠疼身痛，恶寒发热，无汗或有汗不透，舌苔白滑或淡黄不腐，胸次或舒或不舒，饮食或进或不进，脉浮或缓或数或紧，小便色白或淡黄不浑，大便或解或不解。若溲赤而浑，便黑如酱，乃伏邪证据，当从伏邪门论治。虚人，本方去枳壳，加当归身三钱。

羌活一钱　防风一钱　云茯苓三钱　炙甘草五分　制半夏钱半陈皮一钱　枳壳一钱　川芎一钱　苍术钱半　桔梗一钱　生姜一片葱白一茎

经以辛甘发散为阳，仲景汗剂必以温散。羌活气味辛甘苦，防风气味辛甘温，二味俱是辛甘之品，以达三阳之表；川芎气味辛温，治颠痛主药；苍术气味甘苦温，崇土行其津液，最能发汗；枳壳气味苦凉，陈皮气味苦辛，半夏气味辛平，三味利气宽中，以化宿痰宿食，推陈致新，使津液易达；桔梗气味苦辛平，为药中舟楫，载诸药上行；茯苓气味甘淡，益气以帅津液；甘草气味甘平，协和群品；葱姜通气温经。药液入胃，输于脾营，注于肺卫，达于皮毛，开腠理，致津液，通阳气，冲寒氛于大表，返正气于诸经，漐然汗出，诸证悉平，足以贯三冬风寒在表诸病。

又论麻黄汤曰：在内为血，发外为汗，汗即血也，随气以化。肺司百脉之气，脾统诸经之血，寒则伤营，为风所引，先伤皮毛，内舍于肺，同气相求，直入足太阳寒水之经。麻黄气味苦辛热，乃肺经专药，据卫驱寒，为发汗之主，以治受病之原，使肺卫之气不寒，以温分肉，充皮毛，肥腠理而司开阖。桂枝气味甘辛热，散风救表，伐肝和脾，入营融血，为发汗之资，祛寒之援，使脾营之血不涩，溶溢于肺卫而为津液，则肺卫之津液得气化，布渗于皮毛而为汗。佐以杏仁利肺以舒气化，使以甘草和中以缓麻桂之性，从容不迫，云蒸雨化，使在表之寒邪得汗而解，则传次原流已断，而先入足太阳之邪孤悬自散。此仲景独得之心法。近代多畏而不用，何哉？故笔之于此，以俟识者。

《左传·昭元》曰：晋侯求医于秦伯，秦伯使医和视之。又曰：阴淫寒疾。

《范汪方》① 曰：故督邮②顾子献得伤寒，已瘥未健，诣华旉③视脉，旉曰：虽瘥尚虚，未平复，阳气不足，勿为劳事也。余④劳尚可，女劳即死，临死当吐舌数寸。献妇闻其瘥，从百余里来省之，住数宿止，交接之，间三日死。

《九峰医案》曰：伤寒恶寒，寒伤营，血涩无汗，皮肤闭而为热，头身腰背俱痛，脉浮紧，溲色澄清，大便五日不解，尚属太阳经证，宜麻黄汤。

麻黄一钱　桂枝一钱　炙甘草一钱　苦杏仁三钱

---

① 范汪方：即《范东阳方》，《隋书·经籍志》著录为一百零五卷，原书佚，部分内容见于《外台秘要》等书。范汪，字玄平，东晋人，曾任东阳郡守，因称"范东阳"，著有《范东阳方》。按此下所引"故督邮顾子献"案本《三国志·华佗传》，见《外台秘要》卷三引姚僧垣《集验方》，与《范汪方》无关。

② 督邮：汉代于郡设督邮曹掾，代表太守督察各地，宣达政令，兼掌司法。

③ 华旉（fū夫）：即华佗，见《后汉书·华佗传》。

④ 余：原作"能"，据《外台秘要》卷三改。

苔白脉浮，颠痛身疼，恶寒发热，溲便自调，痰嗽气促，有汗不透，风寒两伤，营卫俱病，法宜解肌兼汗，议取青龙。

麻黄八分　桂枝八分　炙甘草五分　赤芍药钱半　五味子五分北细辛五分　干姜五分　制半夏钱半

发热恶寒者，发于阳也，颠疼身痛，无汗苔白，胸否①，脉浮紧，宜先开表。

羌活一钱　防风一钱　川芎一钱　香白芷八分　苍术钱半　北细辛五分　大生地三钱　炙甘草五分　黄芩一钱，酒炒

脉体尺寸俱浮，证势头身俱痛，翕翕发热，洒洒振寒，禀赋虽充，寒邪甚厉，星驰无寐，二气乖违，正逢月郭空虚，遂罹霜露之疾。谨拟南阳败毒散祛邪返正，得汗便解，公议如是，敬呈钧鉴。

人参一钱　云茯苓三钱　枳壳一钱　川芎一钱　炙甘草五分桔梗一钱　羌活一钱　独活一钱　柴胡一钱　前胡一钱　生姜一钱

长流水煎服。

昨进南阳法，漐然汗出，诸证悉平。惟胸次不舒，不思饮食，溲色澄清，大便未解，余氛未尽，尚宜和里。

人参八分　云茯苓三钱　焦白术钱半　炙甘草五分　福橘皮一钱　麸炒枳实一钱　制半夏钱半　炒谷芽三钱　六和神曲二钱

蒋宝素曰：伤寒者，乃冬寒司令，从霜降以后至春分节前触冒霜露，体中寒邪即发之证，而为伏邪温热之原，正与夏暑司令，从谷雨后至秋分前触冒太阳君火，炎蒸亢热之气，即发之中暑，相对之证也。《素问·阴阳应象大论》曰：冬伤于寒，

---

① 否（pǐ 痞）：闭塞。《广雅·释诂一》："否，隔也。"沪抄本《九峰医案》作"痞"。

春必病温。又《热论》篇曰：今夫热病者，皆伤寒之类。此《内经》温热诸证乃冬时伤寒内伏所致，余因立伏邪门，专论温热。

张长沙《伤寒论》三百九十七法，一百一十三方，发尽伤寒奥旨，文多兹不选，言其要。一日太阳受病，太阳主气，其脉上连风府，循腰脊，故头项痛，腰脊强；二日阳明受病，阳明主肉，其脉挟鼻，络于目，故身热目疼，鼻干，不得卧；三日少阳受病，少阳主胆，其脉循胁，络于耳，故胸胁痛而耳聋。三阳经络皆受其病，未入于腑者，可汗而已。四日太阴受病，太阴脉布胃中，络于嗌，故腹满而嗌干；五日少阴受病，少阴脉贯肾，络于肺系舌本，故口燥舌干而渴；六日厥阴受病，厥阴脉循阴器而络于肝，故烦满①而囊缩。三阴经络皆受其病，已入腑者可下而已。伤寒化热在数日之后，伏邪温热化热在数月之后，及用承气下之则一也。六日为传经尽，则病当愈。不愈者，仍自太阳经来复七日来复，至十三日再复，俗以十四日非是。此言传次之大体，非必如是也。有间经而传者，有越经而传者，有传至二三经而止者，有始终只在一经者，有自少阳、阳明而入者，有初入太阳，不传阳明，遽入少阴，变成真阴证者，有直中三阴者，有二阳三阳合病者，有二阳并病者，有少阳倒入阳明胃府者。神而明之，存乎其人。然世转风移，近代正伤寒稀少，若大江以南，风气温和，正伤寒尤鲜，惟见伏邪温热诸证，然伏邪温热诸证皆由冬时伏寒所致。或曰：人身营卫阴阳不失其常，

---

① 满：通"懑"。《说文通训定声·乾部》："满，又段借为'懑'。"

虽微感风寒，病即随见，寒邪岂能伏于冬而发于春夏乎？曰：正邪可伏，贼邪不可伏，寒乃冬月之正邪也。《灵枢·邪气脏腑病形》篇曰：正邪之中人也微，先见于色，不知于身，若有若无，若亡若存，有形无形，莫知其情。《素问·八正神明论》曰：正邪者，身形若用力汗出，腠理开，逢风寒，其中人也微，故莫知其情，莫见邪形。盖冬三月，阳气闭藏于内，寒邪本不能伤，因逢肾气之亏，形体之劳，精摇于内，汗泄于外，寒氛得以乘之，同气相求，深入少阴之地，真阳复敛，进不能攻，腠理返密，退无归路，逡巡进退于其间，势必盘踞膜原之分。膜原者，脏腑之外，形骸之内是也，有形积聚，尚且能容，而况无形寒气。因春之温气而发，故名温，因夏之暑热而发，故名暑热，即伏邪也。由是言之，其人肾气不虚，腠理又密，而触冒严寒杀厉之气，寒邪不能入肾，直袭足太阳膀胱寒水之经，膀胱为肾之腑，此为正伤寒，当从仲景《伤寒论》治。所以正伤寒罕见者，以今世之人肾气多亏，形体多劳，而知避严寒杀厉之气故也。若肾虚之人不避严寒杀厉之气，则为直中三阴危证。今三冬所见感寒之证，不过恶寒发热、头疼身痛而已。如《医案》之用九味羌活汤、南阳败毒散、《医话》新制十味羌防散之类，一汗而解，甚者二三剂即愈，未闻循日以传经，依经以见证，究非真正伤寒。其辛苦之人，形劳汗泄；鼎食之家，肾虚难免。形劳伤肾，肾劳伤精，虽不触冒严寒杀厉之气，正邪由是潜伏于中，为伏邪诸病。今人但知严寒之可避，不觉正邪之潜侵，乐于以欲竭其精，不解奉闭藏之令，病患故多藏于隐微，而发于人之所忽，前哲以春夏诸病总名伤寒者本此。此所以寒伏于冬，而蔓延于春夏及秋冬，为病滋甚也。兹故略于伤寒，而详于伏邪温热诸证。

　　略曰：仲景因《内经·热论》篇作《伤寒论》，后世因《伤寒论》化裁杂证，此《伤寒论》所以应万变于无穷。世多有其书，诸家多引其文，以故不录，而杂证门或援以为证云。

卷第四

暑证第四

《椿田医话》曰：**樾荫汤**，主治暑证。暑乃夏三月，从谷雨后至秋分前触冒蒸热之气而即病者，正与冬三月之伤寒，从霜降后至春分前触冒严寒之气而即病者同归一体，与冬伤于寒、夏必病暑之暑不同。冬寒因暑而发之暑病，即伏邪温热，当求本门法治，不在此列。张洁古误以静而得之为中暑，盖静而得之之病，乃夏月违时凉气之感受，犹冬时非节之暖之冬温，冬温不可名伤寒，则静而得之之病不可名中暑。若以因暑贪凉，过食生冷，为静而得之之中暑，然则因寒就暖，多饮酒浆为动而得之之伤寒乎？《伤寒论》云：君子固密，则不伤于寒。余推此意，曰君子静定，则不伤于暑，又何静而得之之有？

云茯苓三钱　制半夏钱半　白扁豆三钱　老苏梗一钱　藿香梗钱半　新荷梗八寸　宣木瓜一钱　生甘草五分

热甚，加黄连一钱；有表，加香薷一钱；食滞，加厚朴一钱。肥人多痰湿，加滑石三钱；瘦人多火，加黄柏一钱，或黄连亦可。虚人加入生脉散，甚则再加黄芪二钱。

《左传·昭元》曰：晋侯求医于秦伯，秦伯使医和视之。又曰：阳淫热疾。

京房①《易飞候》曰：有云大如车盖十余，此阳渗之气，

---

① 京房：西汉人，本姓李，汉元帝时任魏郡太守，治《易》学，倡灾异说，有《京氏易传》。

必暑，有暍①死也。

《淮南子》曰：暑气多夭②。又曰：武王荫暍人于樾下，左拥而右扇之，而天下怀其德③。

《九峰医案》曰：气虚脉虚，身热恶热，烦渴颠疼，神倦汗泄，火盛乘金，热伤元气，古名中暍。寒以取之。

人参一钱　生石膏八钱　知母二钱　生甘草五分　麦门冬三钱　五味子八分　粳米一两　淡竹叶十四片

暑必夹湿气之熏蒸，着而为病。湿寄旺于四季，随六气之变迁，因暑而为热。伤气伤阴，神倦脉软，身热自汗，恶风口渴，溲便自调，不思饮食。心脾肺三经互病。拟东垣清暑益气略为加减。

人参五分　冬白术五分　陈橘皮五分　福泽泻五分　建神曲五分　炙甘草五分　川黄柏三分　当归身三分　麦门冬三分　蛀青皮三分　煨甘葛三分　五味子五粒　云茯苓五分

蒋宝素曰：暑证者乃夏暑司令，从谷雨以后至秋分节前触冒太阳君火炎蒸亢热之气即发之病，而为痎疟之原，非冬伤于寒、夏必病暑之暑病，正与冬寒司令，从霜降以后至春分节前触冒严寒之气即发之伤寒相对之证也。冬寒因暑而发之暑病即伏邪，当从伏邪门论治，不在此列余友徐香海曰：伏邪因暑而发，从内之外，溲色必浑赤。即发之暑病，从外之内，溲色必清澄。《素问·生气通天论》曰：因于暑，汗，烦则喘喝，静则多言。又《阴阳应象大论》曰：夏伤于暑，秋必痎疟。又《刺志论》曰：气虚身热，得之伤暑。又《五运行大论》曰：暑以蒸之。又《气交

---

① 暍（yē 椰）：中暑。
② 暑气多夭：语出《淮南子·地形训》。
③ 武王……其德：语出《淮南子·人间训》。

变大论》曰：岁火太过，炎暑流行。此《内经》诸篇言因暑则汗出，伏暑为痎疟，气虚身热为伤暑，暑以蒸之，岁火太过，炎暑流行，暑为热证明矣。而张洁古谓静而得之为中暑，中暑者阴证①，何耶？《难经》以中暑当身热而烦，《左传》言阳淫热疾，京房言暑有暍死者，《淮南子》言荫暍人于樾下，皆以暑暍为热证，与《内经》相合。盖以暑为夏月天令之当然，暑甚则人病为暍，暍甚则死，则暍为中暑之名。故《金匮要略》、《伤寒论》、巢元方、陈无择俱以暑病名中暍。孙思邈以热死为暍，差矣。乃张洁古误以静而得之为中暑，中暑者阴证。李东垣宗之，曰：或避暑热于深堂大厦，其病头痛身疼，恶寒发热无汗，为房室之阴寒所遏，使周身阳气不得伸越，大顺散主之②。盖不知此乃夏月有意违时之凉，犹冬时因寒就暖之温香海注曰：因寒就暖，太过亦能致病。且夏月天令非时之凉致病，尚不得名中暑，犹冬时非节之暖之冬温不得名伤寒，而况因暑贪凉之病乎？冬温不可名伤寒，则静而得之，避暑凉阴，有意违时之夏感不可名中暑。王安道已辨其误，谓夏时阳气在外，阴气在内，岂可空视阴气为寒而用温热之药？何以夏则饮水③？所谓静而得之之证，虽当暑月，即非暑病④。诚是也，然未及冬温不可名伤寒、夏凉不可名中暑为证据。王节斋⑤以夏至后病热

---

① 静而……阴证：语见《医经溯洄集·中暑中热辨》引"洁古"。

② 或避……主之：语本《脾胃论》卷中。

③ 何以夏则饮水：《医经溯洄集·中暑中热辨》此上有"阴果为寒"四字。

④ 夏时……暑病：语本《医经溯洄集·中暑中热辨》。

⑤ 王节斋：即王纶，字汝言，号节斋，明代慈溪人，进士出身，官至副都御史、巡抚湖广，著有《明医杂着》《本草集要》等。

为暑，此误以冬伤于寒，后夏至日为病暑之暑为中暑。戴元礼①以中暑卒倒、不识人名暑风，盖不知即中暍之甚，如死之状。巢元方、陈无择所谓不可得冷，以尿和土，罨②脐中，多有得生之证也。王肯堂谓市井之人日间冒暑经营，夜间开窗露卧，先伤于暑，复感于凉，诚有之矣。然非静而得之可比，亦犹先伤于寒、复感冬温之意。张景岳承洁古、东垣之弊而立阴暑之名，盖不知暑月感违时之凉仍是感寒，犹冬时受有意之暖即是受热香海注曰：若以因暑贪凉致病为阴暑，然则因寒就暖致病为阳寒乎。喻嘉言是安道之论，以静而得之为中暑非是，又以避暑热反受阴湿风露仍为暑证，盖亦不知避暑贪凉致病不得名中暑也。

由是言之，伤寒恶寒，伤暑恶热，伤寒无汗，伤暑有汗，寒乃冬月之正邪，暑乃夏月之正邪，冬寒内伏，为四时之伏邪，夏暑内伏，为四时之痎疟。是以伏邪或转为痎疟者，兼有夏暑内伏也；痎疟或转为伏邪者，兼有冬寒内伏也。寒暑互伏，如环无端，若冬之正伤寒，夏之中暑，俱是中而即发之病，无邪内伏，故无互转之证兰亭注曰：伏寒伏暑，互转伏邪痎疟，四时皆有。以转痎疟，即有伏暑。转伏邪，即有伏寒。伏寒因暑而发为伏邪，伏暑因寒而发为痎疟，惟内无所伏，方是伤寒中暑。故伤寒无转痎疟，中暑无转伏邪之理。若伏邪转疟，疟转伏邪，是冬寒夏暑两伏于中，先后互发之证。若冬之伤寒，夏之中暑，是内无所伏即发之证，故伤寒不转痎疟，中暑不转伏邪，盖有伏为伏邪痎疟，无伏为伤寒中暑。治暑之法，《金匮》用白虎汤清肃炎氛，加人参辅正气，可以类推矣。瓜蒂散治饮冷水，水行皮中，大顺散治违时凉气，皆非治暑。

---

① 戴元礼：即戴思恭，明代医家，字原礼，号肃斋，诸暨人，为朱丹溪弟子，明建文帝时任太医院使，著有《金匮钩玄》等。

② 罨（yǎn 掩）：覆盖，敷。

巢元方、陈无择治暍死谓不可得冷，用姜、蒜及溺土罨脐等法，以热极则闭，寒不能入，必假温通之意，即同气相求，衰之以属，非治暑不可用冷也。刘河间宗《金匮》，用白虎不加人参通治暑证，无问表里，盖未达白虎汤加人参之意用补天真元气。且虚人中暑，岂可例用白虎？故东垣制清暑益气汤及生脉散，以治虚人中暑，善矣。然不舍洁古静而得之为中暑，仍用大顺散，盖不知洁古所论乃避暑贪凉，有意违时致病，不可名暑也。朱丹溪推《金匮》白虎加人参之意，用黄连香薷饮清心发汗，随证加减，兼内伤，则宗东垣清暑益气汤，固是。王节斋清心利小便亦好。王肯堂以市井之人日间冒暑经营，夜间开窗露卧，先伤于暑，后感于寒，用六和汤、五苓散，此乃圆机大要。暑证，常人白虎加人参汤、黄连香薷饮，兼虚者清暑益气汤、生脉散。非时之凉，有意避暑，及饮冷为夏感，犹冬温非中暑，瓜蒂散、大顺散，或藿香正气散。先伤于暑，复感于凉，六和汤、正气散、五苓散。若《医案》用白虎合生脉，诚为活法。《医话》樾荫汤乃中正和平之剂，可通用也。

略曰：经言寒极生热，热极生寒，此一"寒"字即"虚"字之义。寒伤血，化为热；暑伤气，化为虚。如冬至春万物茂，寒化热也；夏至秋，万物凋，热化虚也。故伤寒伏邪宜攻邪为主，中暑痎疟宜扶正为先，则暑化虚而非寒明矣。

暑证论列方：

白虎加人参汤九

一物瓜蒂散十

大顺散十一

清暑益气汤十二

卷第五

湿证第五

《椿田医话》曰：**化湿汤**，主治湿证。湿从土化，寄旺四季，在天则云雨，在地则泥沙，在人则脾胃，在时则长夏，在西北则多化为寒，在东南则多化为热，与燥相反，畏风克制。地气上为云，天气下为雨，虽有上受下受之分，其实皆中土之所化也。从化而来，亦从化而去，故以化湿名之。内受酒浆茶水，外受汗衣等湿，亦同此义。酿而为湿温，著而为痿痹，及或为之证，难以悉举，然当从而化之，以意加减，不可执一。

云茯苓五钱　炙甘草五分　制半夏二钱　焦白术二钱　薏苡仁三钱　煨木香五分　苦参二钱

在上在表宜汗散，加羌活、独活、防风、川芎、藁本之类；在下在里宜分利，加猪苓、泽泻、车前子、木通、飞滑石之类。热多，加茵陈、川黄连、黄芩之类；寒多，加苍术、制附子、油肉桂之类。气虚加人参，血虚加生地，实则加制大黄。

《左传·昭元》曰：晋侯求医于秦伯，秦伯使医和视之。又曰：雨淫腹疾。

《九峰医案》曰：脉来滑数无力，证本湿热伤阴，五液日耗，形神慵倦，竟若骨痿，不能起于床。法宜补阴化湿，苦寒虽效，究非常服之方，拟甘露饮加减。

钗石斛三钱　天花粉三钱　淡天冬二钱　大麦冬三钱　玄参钱半　地骨皮三钱　白知母二钱　川黄柏一钱　黄芩钱半

湿热蕴于阳明，熏蒸肝木，耗损肾阴。肝主一身之筋，肾统诸经之水，阳明为十二经脉之长，譬如暑湿郁蒸，林木萎弱，以故体倦多眠。热蒸气腾，上干清窍，唇疡流液，目涩羞明，颊肿咽疼，苔黄舌绛。服养阴渗湿之品共六十余剂，病势退而复进者，证延六载之久，药浅病深故也。仍以补阴渗湿为丸缓治。

大生地八两　大麦冬三两　天门冬二两　大沙参三两　生甘草一两　酸枣仁三两　冬白术三两　川黄柏三两　川黄连一两　人参三两　云茯苓三两　福泽泻三两

上十二味，水叠丸，每早服三钱，晚服三钱。

壮火食气，阴不潜阳，气不行水，蕴生湿热，伤阳明之阴，动少阴之火。阳明阴伤则宗筋纵，不能束筋骨而利机关。水流湿而注下，足胫绵弱，行则振掉，便泻肠鸣。少阴火旺则液耗金伤，不能藏精化气以行治节，痰嗽食减，梦泄频仍。所服之方，都是法程王道，功迟难期速效。补阴当思湿热蕴结，利湿窍虑阴液愈亏，爰以四斤六味补阴渗湿，脾肾双培，然否质诸明哲。

大熟地八两　淡苁蓉二两　淮山药四两　山萸肉四两　云茯苓三两　五味子二两　宣木瓜二两　川草薢三两　肥杜仲三两　玄武胶二两　桑螵蛸一两　人参三两

为末，捣熟地如泥，熔胶，加炼蜜丸如桐子大，每早晚服三钱，开水下。

蒋宝素曰：湿证者，六淫之一，中央脾土所生，从地气上升，由天气下降兰亭注曰：经言地气上为云，天气下为雨，凡云雾雨露之属，皆是湿气。夫湿气蒸腾，愈热则愈高，愈寒则愈下。试观杯水之热，当隆冬之时则气蒸盈尺，当盛夏则不见者，以热入热故也。则盛夏湿热蒸腾之气高于岑楼而不见也，人居此气之中，浸润不觉，故百病之中多兼湿证，盛于夏，藏于冬，聚于东南，敛于西北。然土无成位，湿无专主，六淫湿证归于本门，湿温归于伏邪门，或为之证归于各门。《金匮要略》曰：太阳病，关节疼痛而烦，脉沉而细者，此名湿痹。湿痹之候，小便不利，大便反快，但当利其小便。湿家之为病，一身尽疼，发热，身色如熏黄也。湿家，其人但头汗出，背强，欲得被覆向火。若下之早则哕，或胸满，小便不利，舌上如苔者，以丹田有热，胸上有寒，渴欲得饮，而不能饮，则口燥烦也。湿家下之，额上汗出，微喘，小便利一云：不利者死，若下利不止者亦死。风湿相搏，一身尽疼痛，法当汗出而解，值天阴雨不止，医云此可发汗，汗之病不愈者，何也？盖发其汗，汗大出者，但风气去，湿气在，是故不愈也。若治风湿者，发其汗，但微微似欲汗出者，风湿俱去也。湿家病，身疼发热，面黄而喘，头痛鼻塞而烦，其脉大，自能饮食，腹中和无病，病在头中寒湿，故鼻塞，纳药鼻中则愈。湿家，身烦疼，可与麻黄加术汤发其汗为宜，慎不可以火①攻之。病者一身尽疼，发热，日晡所剧者，名风湿。此病伤于汗出当风，或久伤取冷所致也，可与麻黄杏仁薏苡甘草汤。风湿，脉浮身重，汗出恶风者，防己黄芪汤主之。伤寒八九日，风湿相搏，身体疼烦，不能自转侧，不呕不渴，脉浮虚而涩者，桂枝附子汤主之。若大便坚，小便自利者，去桂加白术汤主之。风湿相搏，骨节疼烦，掣痛不得屈伸，近之则痛剧，汗出短气，小便不利，恶风不欲去衣，或身微肿者，甘草附子汤主之。此上十一条《伤寒论》与此同七条乃六淫湿证，归于本门。《难经》曰：伤寒有五，有中风，有伤寒，有湿温，有温病，有热病。《活人书》②曰：

---

① 火：原作“大”，据《金匮要略·痉湿暍病脉证》改。
② 活人书：即《类证活人书》，二十卷，宋代朱肱撰。此下“湿温者……则发湿温”见该书卷六。

医略十三篇

三八

湿温者，两胫逆冷，胸腹满，多汗头痛，妄言，其人尝伤于湿，因而中暑，暑湿相搏，则发湿温。又曰：湿温与中暑同，但身凉不渴耳。《本事方》① 曰：一人季夏得病，胸颈多汗，两足逆冷，谵语，是湿温，盖先伤暑后受湿也。先用人参白虎汤，次服苍术白虎汤，足渐温，汗渐止，三日而愈。此上三条言湿温证也，盖伏邪因湿而发，与温热一体，故名湿温，即伏邪兼见六淫湿证，因春温气而发名温，因夏暑气而发名暑，因长夏湿气而发名湿温是也即冬寒内伏，因湿而发。故《难经》以湿温与风寒温热同科。《活人》以湿主长夏，遂与暑相合，以暑湿相搏为湿温，盖不知《难经》所以名湿温者，明与温热一体，即伏寒因湿而发，非暑也。暑湿相搏，自有疟痢瘴气诸证，不得名湿温。后世多宗《活人》身凉不渴为湿温，略而不辨，盖思之而未得，不知《难经》湿温之本旨，《金匮》六淫湿证之全体，伏邪因湿而发之源流也。余故论及之，以俟识者。然湿性沉潜凝滞，治宜温通，伏邪化热伤阴，法当清解。治湿温者，当以伏邪为主，参以治湿之意，如清解法中佐以温通之品，归于伏邪门。《灵枢·邪气脏腑病形》篇曰：身半以下，湿中之也。此言湿从地升，先伤下也，归于脚气门。《素问·生气通天论》曰：因于湿，首如裹。此言湿从天降，先伤上也，归于六淫湿证本门。又曰：湿热不攘，大筋软短，小筋弛长，软短为拘，弛长为痿。此言湿从热化也，归于痿证门。《长刺节论》曰：肌肤尽痛，名曰肌痹，伤于寒湿。此言湿从寒化也，归于痹证门。《阴阳应象大论》曰：湿盛则濡泄。此湿内侵于脾也，归于泄泻

① 本事方：即《普济本事方》，十卷，宋代许叔微撰。此下"一人季夏得病……三日而愈"本该书卷八。

门。又曰：秋伤于湿，冬生咳嗽。此湿伏于脾，酝酿生痰，上传于肺也，归于咳嗽门。《至真要大论》曰：诸湿肿满，皆属于脾。此湿归于土，脾不及运也，归于肿胀门。又曰：诸痉项强，皆属于湿。此湿过极，河间所谓风化制之也，归于痉证门。《易》曰水流湿，此言水流其万物之已湿，湿本属土，水亦能湿者，土无成位，湿无专主故也。《左传》曰雨淫腹疾，《四十九难》曰肾主湿，皆水流湿之意。《金匮》本《难经》肾主湿，立肾著之名。东垣推外湿内侵于脾，以酒湿伤中为内湿，犹类中之意。丹溪本秋伤于湿，脾湿生痰，多兼痰治。方约之①本东垣内湿之意，以七情劳役之火熏蒸脾胃水谷而为湿热，盖不知内湿犹类中之意。戴元礼辨方土之殊，内外之异，互相多少，随证施治。此土无成位，湿无专证，治无专法本是，然不知新受之湿亦可专方以治也。张景岳以湿近东南，火土合德，化为湿热，湿近西北，水土合德，化为寒湿兰亭注曰：以南北分湿之多少则可，以南北分湿之寒热则不可，东南岂无寒湿，西北岂无湿热乎。此以南北分寒热，未免执泥。《医案》以湿久多化热伤阴，治以扶阴化湿为主，犹治类中之意，以补前贤之未备。《医话》制化湿汤，为治新受六淫湿证之专方，可谓中流砥柱矣。

略曰：内湿外湿，犹真中、类中之意。西北高寒，内湿多而外湿少；东南卑湿，外湿多而内湿少。正如西北真中风多，类中风少；东南类中风多，真中风少。然东南卑湿，百病宜参湿治。

---

① 方约之：即方广，明代医家，字约之，休宁（今属安徽）人，著有《丹溪心法附余》。

湿证论列方：

麻黄加术汤十八

麻黄杏仁薏苡甘草汤十九

防己黄耆汤二十

桂枝附子汤二十一

桂枝去桂加白术汤二十二

人参白虎汤九

苍术白虎汤二十三

甘草附子汤二十四

卷第六

燥证第六

《素问·阴阳应象大论》：黄帝曰：燥甚则干。又岐伯曰：西方生燥，燥生金，金生辛，辛生肺。又《脏气法时论》岐伯曰：肾主冬，足少阴太阳主治，其日壬癸，肾苦燥，急食辛以润之。又《宣明五气》篇曰：肾恶燥。又《天元纪大论》鬼臾区曰：神在天为燥，在地为金。又曰：阳明之上，燥气主之。又《五运行大论》岐伯曰：燥以干之。又曰：故风寒在下，燥热在上，湿气在中，火游行其间。又曰：燥胜则地干。又《气交变大论》岐伯曰：岁金太过，燥气流行。又曰：岁木不及，燥乃大行。又曰：西方生燥，燥生金，其德清洁，其化紧敛，其政劲切，其令燥，其变肃杀，其灾苍陨。又《五常政大论》岐伯曰：阳明司天，燥气下临。

《易》曰：燥万物者莫熯乎火①。又曰：火就燥②。

《左传》曰：晦淫惑疾。

刘河间《原病式》曰：涩，物湿则滑泽，干则涩滞，燥湿相反故也。如徧身中外涩滞，皆属燥金之化，故秋脉濇。濇，涩也。或麻者，亦由涩也，由水液衰少而燥涩。又曰：枯，不荣生也；涸，无水液也；干，不滋润也；劲，不柔和也。春秋相反，燥湿不同故也。又曰：经所不取火化渴者，谓渴非特为热，如病寒吐利，亡液过极，则亦燥而渴也。虽病风热而液尚

---

① 燥万物者莫熯（hàn 汉）乎火：语出《周易·说卦》。熯，干燥。
② 火就燥：语出《周易·乾卦·文言》。

未衰，则亦不渴，岂可止言渴为热而不为寒也？夫燥渴之为病也，多兼于热，故《易》曰燥万物者莫熯乎火，今言渴为燥则亦备矣。又曰：病燥过极则烦渴，反兼火化制之也。

又《宣明方》曰：燥干者，金肺之本。肺藏气，以血液内损，气虚感风则皱揭。风能胜湿，热能耗液，皆能成燥，故经云风热火兼为阳，寒湿燥同为阴。又燥、湿亦异也。然燥金虽属秋阴，而其性异于寒湿，燥阴盛于风热火也，故风热甚而寒湿同于燥也。然中寒吐泻亡液而成燥者，亦以此矣。故经云：诸涩枯涸，干劲皱揭，皆属于燥也。

张子和曰：燥于外则皮肤皱①揭，燥于中则精血枯涸，燥于上则咽鼻焦干，燥于下则便溺结闭。夫燥之为病，是阳明之化也。

《丹溪心法》消渴、便结列于燥门消渴、便结俱见本书，兹不赘。

王肯堂曰：燥乃阳明燥金，肺与大肠之气也。燥之为病，皆属燥金之化，然能令金燥者火也，故曰燥万物者莫熯乎火。夫金为阴之主，为水之源而受燥气，寒水生化之源竭绝于上，而不能灌溉周身，营养百骸，色干而无润泽皮肤，滋生毫毛者，有自来矣。

喻嘉言曰：春伤于风，夏伤于暑，长夏伤于湿，秋伤于燥，冬伤于寒，觉六气配四时之旨与五运不相背戾，而千古之大疑始一决②也。然则秋燥可无论乎？夫秋不遽燥也，大热之后，继以凉生，凉生而热解，渐至大凉，而燥令乃行焉。又曰：病

---

① 皱：集成本、《黄帝素问宣明论方》卷五并作"皴"。
② 决：原作"抉"，据《医门法律》卷四改。

机之诸气膹郁皆属于肺、诸痿喘嗽皆属于上二条，明指燥病言矣。《生气通天论》谓秋伤于燥，上逆而咳，发为痿厥。燥病之要，一言而终，与病机二条道相吻合，只以误传伤燥为湿。

蒋宝素曰：燥证者，六淫金燥之证也，与火证之燥不同。火气燥烈，烁①阴耗液，百病之中皆有，各详本门论治，不得入六淫燥门。金燥之证，在《内经》本无重病，在五运六气不过言胜复之气耳。前贤误认火证之燥错作金燥之证。《素问·阴阳应象大论》曰：西方生燥，燥生金。又《天元纪大论》曰：神在天为燥，在地为金。又曰：阳明之上，燥气主之。又《气交变大论》曰：岁金太过，燥气流行。又《五常政大论》曰：阳明司天，燥气下临。又《至真要大论》曰：阳明司天，其化以燥。此《内经》诸篇言金燥也。《易》曰：燥万物者莫熯乎火。又曰：火就燥。此《易》言火气之燥烈也。燥万物之不燥，就万物之已燥，火也。不待火而自燥，火不能就之燥，金也兰亭注曰：以诸物试于灯下，诸物之燥火皆就，惟金燥火不就，若以金在上，火在下，是火烁，非火就。金只自燥，不能燥物，火不止燥，能燥万物，万物皆可湿，金不可湿，此金燥与万物之燥所以不同也。火气能燥，风亦能燥，寒亦能燥，皆非固有良能之金燥可比。试以万物与金同入于水，金独不濡香海注曰：玉石入水亦不濡者，金石同类也，故李时珍曰石之精为金为玉，同入于火，金独不枯，乃见金燥良能之本体，岂可与火燥混同乎？前贤不知金燥本无重病，但见火之燥烈，百病之中皆有，故误以火证之燥错入金燥之门，盖未考《内经》《大易》之旨。夫金在气则天，苍苍悠悠星汉光明而不变也；在质则金，坚强莹洁万古而不磨灭也。在位则

① 烁：通"铄"，销铄。《周礼·考工记序》："烁金以为刃。"陆德明释文："烁，义当作'铄'。"

西，东作而西成也；在时则秋，春华而秋实也。在病不过毛发苍陨等疾，犹秋叶之摇落而根干精华内蕴也。此金气主成功，燥不为重病。故《内经》诸篇皆以秋伤于湿为病，不言秋伤于燥者是也。

刘河间以渴为燥此火燥金，非金自燥，又以血液内损为燥此乃火烁阴消液耗，非金燥所致。张子和以咽鼻干焦、便溺结秘为燥病此火上炎下炽，非金燥。朱丹溪列消渴便结于燥门香海注曰：此皆火燥，非金燥。或曰：饮一溲二，大便阴结，岂非金燥乎？曰：溲多内不燥，阴结是火亏，乃水冰地拆之寒燥。王肯堂言能令金燥者火也余侄安伯曰：万物之燥皆待火，惟金燥不待火，以火灼金，熔化为水液，反无燥象。喻嘉言以秋伤于燥，谓《生气通天论》秋伤于湿乃误传伤燥为湿，且漫引诸气膹郁、诸痿喘呕等病为燥证兰亭注曰：《内经》不言秋伤于燥，而曰秋伤于湿。以五行五方五位言之。东方春肝木生南方夏心火，南方夏心火生中央长夏脾土，中央长夏脾土生西方秋肺金，西方秋肺金生北方冬肾水，北方冬肾水复生东方春肝木。五行方位相生，如环无端，脾土虽无成位，寄旺四季，然主中央长夏，由南方心火所生，而生西方肺金。然则脾土由南而中，由中而西，旺于夏末秋初之际，故曰长夏。金燥不为重病，湿亦秋之正邪，故可伏而后发，故曰秋伤于湿，冬生咳嗽。喻嘉言才宏笔肆，好作大言欺人，不知金燥玄微，谬以秋燥伤肺，谓《内经》秋伤于湿乃误传伤燥为湿，妄改经文，不容不辨，皆未达《内经》金燥固有良能之本体也。夫秋金之气，虽燥见于外，金能生水，而金水蕴于中，内何枯燥之有？如水旺于冬，而冬水易涸者，蕴蓄于内也，岂可谓水涸于冬乎？此金燥所以不为重病者，外燥而内不枯也。而病之中外枯燥者，火也。自河间以来，诸贤所论燥证俱是火证之燥，非金燥之证，不得入于六淫燥门。兹立燥门，以正六淫名目。

略曰：在天为气，在地成形，在天为燥，在地成金，金止于燥，燥而不枯，故为病轻。火不止燥，燥即枯焚，故为病重。故《内经》有火证之燥，无金燥之证，而后世妄意之言岂足凭哉？

卷第七

火证第七

《椿田医话》曰：五行有火，六淫复有火，则火于五行六淫、五脏六腑、表里虚实、百病之中俱有也。盖火形虚，离中空，显仁藏用，无所不可，无中可有，有中可无，既有有火之证，复有无火之病无火，非真无也，譬如盛火蔽障，则微渺如无也。火无定体，病亦如是，故难以专方主治，兹举其大略，治脏腑之火云尔。

犀角、黄连治心火心，君火也。君火无自病之证，人之君火伤己，为班①疹疮疡等证，属之脏腑，柴胡、黄芩、龙胆草治肝火，芍药、胡黄连治脾火，石膏、山栀、沙参、天冬、麦冬、瓜蒌根、桑白皮、秋梨治肺火，黄柏、知母、地黄、玄参治肾火，大黄、芒硝治胃与大肠之火，赤茯苓、木通、滑石治小肠膀胱之火，瓜蒌、竹茹治胆火，连翘、地骨皮治三焦之火素友庄端士曰：焦之为言交也，虽有上中下之分，其实原于一气而已。一气为太极，动而生阳，静而生阴，阴阳交合，中虚为三，故《内经》曰：上焦如雾，中焦如沤，下焦如渎。按如雾者，神之将见也，如沤者，气之将化也，如渎者，精之所归也。上焦轻清之气已得其位，而神明之用未彰，中焦清阳之气欲出，而浊阴之气将有所分，下焦真阳之精气从下而达上，生至阴之元精，回注于下，再由至阴之元精化至阳之真火，熏蒸于内，而氤氲气液之源头，如川渎之潮汐然，则三焦之理一以贯之矣，牡丹皮治心胞②之火，升麻、葛根、青

---

① 班：通"（辨）斑"。《说文解字注·文部》："斑者，'辨'之俗……又或假'班'为之。"赵抄本作"斑"。

② 胞：当作"包"。

黛治郁火，附子、肉桂、硫黄治无火。

《左传·昭元》曰：明淫心疾。

《后汉书》曰：有妇人长病经年，世谓寒热注病者也。冬十一月中，佗令坐石槽中，且用寒水汲灌，云当满百。始七八灌，战欲死，灌者惧，欲止。佗令满数，至将八十灌，热气乃蒸出，嚣嚣高二三尺，满百灌，佗乃然①火温床，厚覆良久，汗洽出，著粉汗糁，便愈②。

《南史》曰：将军房伯玉服五石散③十许剂，更患冷疾，夏月常复衣。徐嗣伯④诊之，曰：乃伏热也，须以水发之，非冬月不可。十一月冰雪大盛时，令伯玉解衣，坐石上，取新汲冷水从头浇之。尽二十斛，口噤气绝，家人啼哭请止，嗣伯执杖⑤挝⑥谏者。又尽水百斛，伯玉始能动，背上彭彭有气。俄而起坐，云热不可忍，乞冷饮，嗣伯以水一升饮之，疾遂愈。自尔常发热，冬月犹单衣，体更肥壮。

《九峰医案》曰：经以有者求之，盛者责之，壮水之主，以制阳光，此治相火有余之法也。

大生地八钱　牡丹皮三钱　福泽泻三钱　淮山药四钱　云茯苓三钱　炙龟板五钱　川黄柏二钱　白知母二钱

经以无者求之，虚者责之，益火之原，以消阴翳，此治相

---

①　然：同"燃"。《说文解字·火部》："然，烧也。"徐铉注："然，今俗别作'燃'。"

②　有妇……便愈：见《后汉书》李贤注引《佗别传》。

③　五石散：亦名寒食散，魏晋时流行的养生方剂，用石钟乳、紫石英、白石英、石硫黄、赤石脂5味石药，性燥烈，服后身热，史载多有中其毒者。

④　徐嗣伯：南北朝医家，著有《徐嗣伯落年方》《药方》等，均佚。

⑤　杖：原作"挝"，据《南史·徐嗣伯传》改。

⑥　挝（zhuā 抓）：击打。

火不足之法也。

　　大熟地八钱　粉丹皮三钱　福泽泻三钱　淮山药四钱　山萸肉四钱　云茯苓三钱　制附子一钱　油肉桂一钱

　　或加玉壶丹三分，研末和服。

　　蒋宝素曰：火证者，君相二火之证也。君火以明，相火以位。天之日，人之心，君火也。万物百病之火，皆相火也兰亭注曰：五行有火，六淫复有火，则火于五行六淫之中皆有也，推此则百病之中皆有火也。然火复有专门者何也？以君火正位南方故也。君火本无自病之证，以心为君主之官，心火自病则死。天之君火伤人，为暑暍疖痱；人之君火伤己，为斑疹疮疡。然暑暍班疹，仍是守位相火受病，而曰君火证者，证因君火所伤，不可无君故也。要之，百病之火皆相火证也。以天言之，太阳，君火也《天元纪大论》曰：君火以明，天地之内，万物之火，皆相火也《天元纪大论》曰：相火以位。万物之有火，必资太阳之光明以化生，太阳之光明，必受南方之正气及万火之精灵以凝结。而太阳阳和之气塞乎天地之间者，元气也余侄怡斋曰：万物不见天日则不生，与光明元气不相接也。服桂附不能温，无生生之气也。鱼龙居水中，食物能化者，生气为之也。置桂附于器中而器不加热者，无生气故也。太阳光明生此元气，化生万物。万物守位，禀此元气以生化火。明位相生，君相相资，如环无端。亢变则病生焉，如溽暑流行，烁石流金，此天地六淫君火伤人之证也。龙雷震荡，光熠诣天，此天地之脏火，火不归原之证。赤旱千里，川源枯竭，此天地之腑火，火从邪化之证兰亭注曰：人身一小天地，天地亦大人身，言藏言腑，不可目为怪异。阴霾四翳，交通不表，此天地无火之证盛火有所蔽障，则微渺如无，皆相火也。以人言之，心，君火也。皮肤之内，脏腑筋骨血肉之火，皆相火也。脏腑筋骨血肉之有火，必资心君之灵明以化生。心君之灵明，必受固有良能之正气及脏腑筋骨血肉之精华以凝结。而心君冲和之气塞乎五内之间者，元气也。心君灵明，生此元气，化生脏腑筋骨血肉。脏腑筋骨血肉守位，禀此元气以生化火。明位相生，君相相资，如环无端，亢变则病生焉。如班疹疮疡，一时暴起，此人之六淫君火伤己之证也。肝肾阳升即龙雷之火，面戴阳色，此人之脏火，火不归原之证；伏邪化热，苔刺唇焦，此人之腑火，火从邪化之证。形神暗淡，食少便溏，此人无火之证。皆相火也。《素问·阴阳应象大论》曰：南方生热，热生火。又《天元纪大论》曰：君火以明，相火以位。又《六微旨大论》曰：显明之右，君火之位也。君火之右，退行一步，相火治之。复行一步，土气治之。复行一步，金气治之。复行一步，水气治之。复行一步，木气治之。复行一步，君火治之余子端甫曰：圣人南面而立，显明，东方也。显明之右，正南方君火之位也。君火光明，元气右旋空下，以生万物之相火，故曰退行一步，相火治之。其余皆复行一步，由南方行至中央生土，由中央行至西方生金，由西方行至北方生水，由北方行至东方生木，由东方复行，即显明之右，君火之位也。可见君火犹日之光明在上，相火犹五行万物守位在下。又《气交变大论》曰：岁火太过，炎暑流行。此《内经》诸篇分明以太阳光明之火为君火，万物守位之火为相火。

　　天之君火伤人，为暑暍疟痹；人之君火伤己，为斑疹疮疡。故人五内无君火自病之证，以心火自病即死，凡言火证，皆相火也。后世不达经旨，火之君相明位如此，遂至议论多歧。河间每言心火暴甚，盖不知心君无自病之理。凡火之暴甚为病，皆守位之相火也。东垣言相火为元气之贼，若火从邪化，有伤冲和，则可名贼，若守位之相火，岂可以贼名乎？丹溪言君火为人火，相火为天火。以名而言，形气相生，配于五行，谓之君。以位而言，生于虚无，守位禀命，谓之相。盖不知君火以明之"明"字，犹日之光明为君火，凡万物之火皆相火也。其意欲以名易明，以名位分君相，反以君火为人火，谬矣。李时珍言火，其纲凡三，其目凡十有二，其论博而不精。盖不知太阳光明之火为君火，万物守位之火为相火。张景岳讥东垣指相火为贼，以脏腑各有君相，又何君之多乎？诸家所论虽偏，然其治火之法有足取者。王太仆①以水折人火，制其燔烁②，以火逐龙火，同气相求。丹溪之持心主静，使相火守位，裨补造化。张景岳效薛立斋，用八味丸料煎数碗，水浸冷服，治格阳假热之证。是皆良法。故《医案》宗太仆之意，壮水之主，以治相火之有余，益火之原，以治相火之不足。若《医话》既治其有火之火，复治其无火之火，则有无虚实，一以贯之，治火之法，无余义矣。

略曰：经言：知其要者，一言而终，不知其要，流散无穷。诚哉是言也。天以日为君火，人以心为君火，其余万物百病之火皆为相火，则一言而终矣。

火证论列方：

玉壶丹二十五

薛立斋加减八味丸二十六

---

① 王太仆：即王冰，中唐人，号启玄子，有《素问注》。曾任太仆令，因称。

② 烁（ruò 若）：烧燃。

卷第八

伏邪第八

《椿田医话》曰：**小金丹**，主治预解伏邪温疫。夫兵荒之后，人多病疫，固在人事，不在天时。然牛疫而人不疫，鸡瘟而鸭不瘟，岂非天乎？盖天时人事，两失其宜，疫厉乃作。

大块朱砂五钱　明雄黄五钱　黑沉香五钱　草果仁五钱　川厚朴一两　鸡心槟榔两半　白檀香一两　降真香一两　锦纹大黄两半

为末，神曲糊丸桐子大，金箔为衣。凡瘟疫盛行之际，空心开水服一钱，每食后仍服三丸。亦可将此丸投入井中及水缸中，不拘多少皆妙。并治山岚瘴气、痎疟沙虱、霍乱邪祟诸证。

柴胡生地汤，主治伏邪温疫，人虚证实，正不敌邪，攻补两难，或攻补失宜，日久不解，余氛未尽，阴液大亏，邪正相持，奄然待毙。

大生地四钱至八钱　柴胡根一钱　黄芩钱半　炙甘草五分　当归身三钱　赤芍药二钱　云茯苓三钱　陈橘皮一钱　活水芦根二两

虚甚，加人参一钱；便结，加怀牛膝三钱；中胃不开，加谷芽、神曲。

柴胡白虎汤，主治伏邪温疫，身热脉浮，有汗心烦，口渴等证，非羌防所宜者。

柴胡根一钱　黄芩钱半　当归身二钱　炙甘草五分　生石膏八钱　白知母二钱　淡竹叶三十片　晚米①五钱

---

① 晚米：霜降后收获的粳米。《本草纲目》卷二十二："十月收者为晚粳……惟十月晚稻气凉，乃可入药。"

痰多，加制半夏钱半，陈橘皮一钱；心下满，加枳壳一钱，桔梗一钱，或加秋梨二两，或加荸脐①六个。

人参大黄汤，主治伏邪温疫，日久失下，阴液枯涸，神志沉迷，溲赤而浑，大便不解，不思米饮，手足掉摇，形消脉夺，攻之元气不继，补之邪结不开，攻之不可，补之不及，两无生理，与其坐待，莫如一决，故立此方，冀其百一。

生大黄三钱至五钱，或八钱　人参一钱至钱半，或三钱

上二味，长流水另煎，和服。

中承气汤，主治伏邪，一切下证。虑其大承气太峻，小承气太轻，调胃承气太缓，三乙承气太浑，执其中治宜之。

生大黄三钱　玄明粉二钱　枳实一钱

蒌贝二陈汤，主治里实宜下，人虚证实，非消②黄所宜。

瓜蒌仁四钱　大贝母二钱　赤茯苓三钱　生甘草五分　制半夏钱半　陈橘皮一钱　麸炒枳实一钱　活水芦根二两

或加淡竹茹钱半，或加大荸脐六个，或加陈海蚝③头二两，或加滚痰丸三钱。

治疫大法，汗下养阴而已。然下证十居八九，下之当万举万全。下之不当，危亡立见，运用之妙，存乎一心④。兹略举其应下诸证，以俟圆机之士。

舌苔起刺，其苔或黑或灰，或黄或白，其舌或强或硬，或短或裂或卷，唇齿焦黑，鼻煤如烟熏，目赤如火烁，咽喉干燥，思冷饮，心下至少腹痞满胀痛拒按，溲赤而浑，或涓滴作痛，

① 荸（bó 勃）脐：即荸荠。
② 消：芒硝。按古籍"硝"多作"消"。
③ 蚝（zhà 炸）：海蜇。
④ 运用……一心：典出《宋史·岳飞传》。

大便自利纯臭水不可近，或如败酱，大便秘结，二便俱秘，热厥，厥深热亦深，甚至身冷脉伏，神昏如醉，发狂消渴，谵语烦躁，发痉，身形强直，未申时潮热，呃逆腹满，二便不利，发黄畜①血，通宜犀角地黄汤合调胃承气汤下之。素禀阳虚者，加制附子；阴亏已极者，用生地露煎药；气虚者，加人参；痰多者，加陈胆星。凡下，不必待七日后，有三五日即死，何可待也？有是证则投是药。大都三五日即死者，皆下证也。然有不可下者，大劳大欲之后，及宿疾先亏，年迈气衰，禀赋羸弱，适逢伏邪内发，如空城遇敌，战守两难，惟有犀角地黄汤合生脉散，冀其或免。

《周礼·天官·疾医》职曰：疾医掌养万民之疾病，四时皆有疠疾。

《吕氏春秋·孟春纪》曰：孟春行秋令，则民大疫疾。又《季春纪》曰：季春行夏令，则民多疾疫，时雨不降，山陵不收。又《仲夏纪》曰：仲夏行秋令，则草木零落，果实早成，民殃于疫。又《仲冬纪》曰：发盖藏，起大众②，地气且泄，是谓发天之房，诸蛰则死，民多疾疫。

《礼记·月令》曰：孟夏行秋令，则民多大疫。

《史记·扁鹊仓公列传》曰：齐中御府长信病，臣意入诊其脉。告曰：热病气也。然暑汗，脉少衰，不死。曰：此病得之当浴流水而寒甚，已则热。信曰：唯，然。往冬时为王使于楚，至莒县阳周水，而莒桥梁颇坏，信则揽车辕，未欲渡也，马惊，即堕，信身入水中，几死。吏即来救信，出之水中，衣

---

① 畜：通"蓄"。《周易·序卦》："比必有所畜。"陆德明释文："畜，本亦作'蓄'。"

② 众：原作"冢"，据《吕氏春秋·仲冬季》改。

尽濡，有间而身寒，已热如火，至今不可以见寒。臣意即为之汤液火剂逐热，一饮汗尽，再饮热去，三饮病已。即使服药，出入二十日，身无病者。所以知信之病者，切其脉时并阴。《脉法》曰：热病阴阳交者死。切之不交，并阴。并阴者，脉顺清而愈。其热虽未尽，犹活也。肾气有时间浊，在太阴脉口而希，是水气也。肾固主水，故以此知之。失治一时，即转为寒热。

《说文》曰：疫，民皆疾也。

《释名》曰：疫，役也，言有鬼行役也。

张华①《博物志》②曰：汉武帝时，西域月氏国度③弱水④，贡返魂香三枚，大如燕卵，黑如桑椹。值长安大疫，西使请烧一枚辟之，宫中病者闻之即起，香闻百里，数日不歇，疫死未三日者熏之皆活理之所无而事或有，芳香解疫则然也。

《通鉴·唐纪》：关中比岁饥馑，兵民率皆瘦黑，至是麦始熟，市有醉人，当时以为嘉瑞，人乍饱食死者五之一⑤。

《太平御览》七百四十二卷载曹植《说疫气》曰：建安二十二年，厉气流行，家家有僵尸之痛，室室有号泣之哀，或阖门而殪，或覆族而丧。或以为疫者鬼神所作，夫罹此者悉被褐茹藿之子、荆室蓬户之人耳。若夫殿处鼎食之家，重貂累蓐之

① 张华：西晋方城（今属河北）人，字茂先，官至开府仪同三司、侍中，著有《博物志》。
② 博物志：博物学著作，张华著，十卷，分类记载山川地理、飞禽走兽、人物、神仙、方术等。
③ 度：通"渡"。汉代贾谊《治安策》："若夫经制不定，是犹度江河亡维楫。"
④ 弱水：古时认为只以皮筏济渡而不通舟船的河流，是因为水弱不能载舟，因称"弱水"。古籍中称"弱水"者多在我国西北及西域之地。
⑤ 关中……之一：语本《资治通鉴·唐纪四十八》，时在唐德宗贞元二年（786）。

门，若是者鲜焉。此乃阴阳失位，寒暑错时，是故生疫，而愚民悬符厌之，亦可笑也。

《元史·耶律楚材列传》曰：材从太祖下灵武，诸将争取子女金帛，材独取遗书及大黄。既而士卒病疫，惟得大黄辄愈。

《九峰医案》曰：第二日，憎寒发热，头身腰背俱痛，苔白溲赤，无汗脉数。邪伏膜原，外越太阳经也。

羌活一钱　防风一钱　川芎八分　海南槟榔一钱　川厚朴八分
草果仁五分　酒炒黄芩一钱　炙甘草五分　赤芍钱半　生姜一片

第三日，恶寒自罢，昼夜发热，日晡益甚，头身之痛较轻，眉棱目眦痛甚，鼻干，不得卧，苔白，汗不透，脉洪长而数，溲浑而赤。伏邪外越，阳明经腑不和，不致神昏呃逆为吉。

海南槟榔一钱　川厚朴七分　草果仁五分　酒炒黄芩钱半　炙甘草五分　白知母钱半　赤芍钱半　葛根二钱　生姜一片

第四日，得汗虽透，热仍不解，反觉憎寒，目①沉不寐，心烦喜呕，胸满胁痛，苔淡黄，溲浑赤，脉弦数。伏邪交并少阳阳明，小柴、达原加减。

柴胡根一钱　酒炒黄芩钱半　炙甘草五分　川厚朴七分　海南槟榔一钱　草果仁五分　赤芍钱半　白知母二钱　生姜一片

第五日，烦呕稍减，夜得少寐，寒热依然，耳聋胸满，溲浑赤，脉弦数。照原方加陈皮一钱。

第六日，小柴、达原加减服后，大解一次，色如败酱，浑赤之溲较淡，夜寐稍安。四更后心烦作呕，饮陈米汤，少顷即止。平明自汗，身热乍退，唇燥舌干，脉仍弦数。伏邪渐溃，阴液耗伤，虑生歧变。

---

① 目：原作"耳"，据沪抄本《九峰医案》改。

柴胡根一钱　黄芩钱半　炙甘草五分　赤芍钱半　知母二钱
陈橘皮一钱　当归身三钱　逆水芦根一两　大荸荠四枚

第七日，热退，脉不静，大便如败酱，溲浑如豆汁，夜寐不沉，胸否不食，心烦作呕，舌燥作渴，苔黄不腐。伏邪化热伤阴，最忌神昏、苔刺、呃逆，原方加天花粉三钱。

第八日，脉数，便未解，溲反浑近赤，颠前心下俱热，有汗，肢微冷，苔黄，舌尖赤，微有刺，口燥作渴，反欲热饮，神烦少寐。邪伏少阳，倒入阳明，化热伤阴，热极反兼寒化。肢冷，渴欲热饮，大便不解，腑气不通，邪无出路，原当承气下结存津，二气素虚，姑从缓治。

大生地五钱　当归身三钱　柴胡根一钱　黄芩钱半　知母二钱
怀牛膝三钱　赤芍钱半　枳实一钱　逆水芦根二两

第九日，服药后大解二次，色黑如漆，中有瘀血，颠前热退，苔刺回润，烦渴减，肢逆和，夜寐安，数脉缓，溲色渐淡，黄苔渐腐。伏邪赖腑气宣通，渐化后，阴为里之表，邪伏膜原，转入阳明，由大肠传送，变化出焉，其路甚近，与表邪从汗解之意同，故大便解诸证减，大便闭诸证加。六淫在表，当从汗解，伏邪在里，当从便解。攻下与发汗何殊？伏气与表邪一体。胃为多血之腑，脾为统血之脏，便黑带血，胃热迫血流入大肠，病及至阴，脾伤失统，虑其大便复闭，阳邪复聚，仍以养阴通腑。

大生地四钱　生甘草五分　当归梢三钱　怀牛膝钱半　赤芍钱半　知母二钱　黄芩钱半　黑山栀钱半　桃仁泥钱半　杏仁泥三钱
瓜蒌仁三钱　活水芦根二两

第十日，本方加大荸荠六个，用长流水煎。

第十一日，两进养阴通腑，便解三次，色紫黑有块，纯是停瘀，诸证悉除，宵眠呼吸自若，醒后神志安舒，知饥思食，身凉脉缓。惟溲色犹浑，胸前尚热，余氛未尽，伏邪解于血分，真阴五液俱伤。在内为血，发外为汗，汗即血也，病从血下而瘳，犹表邪随汗而解后，阴为里之表于兹可见，议补阴益气，以善其后。

大生地八钱　人参一钱　淮山药四钱　炙甘草五分　当归身三钱　新会皮一钱　银柴胡五分　炙升麻三分

始得病，不恶寒，发热而渴，溲赤不寐。服发表、消导等剂，汗不出，热不退。延今四十余日，形容枯削，肢体振掉，苔色灰黑，前后大解共十三次，酱黑之色逐次渐淡，至于黄溲，亦浑黄不赤，昼夜进数十粒，薄粥四五次，夜来倏寐倏醒，力不能转侧，言不足以听，脉微数，按之不鼓。年及中衰，体素羸弱，伏邪虽有欲解之势，元气渺无驱逐之权，邪热纵横，真阴枯涸，势必邪正相寻俱败，危如朝露，急宜峻补，冀其五液三阴一振，正复不能容邪，从中击外，庶几一战于表得战汗则解。

大生地八钱　人参一钱　大麦冬三钱　辽五味八分　当归身三钱　白茯神三钱　酸枣仁三钱　远志肉一钱　逆水芦根二两

扶阴敛气，辅正驱邪，服后竟得战汗寒战。逾时厥回身热，汗出如浴，从朝至暮侵汗不收，鼻息几无，真元几脱，急以前方连服二剂。

前方连服二剂，侵汗旋收，诸证悉退。惟精神慵倦，酣睡若迷，此邪退正复之机，邪正相持日久，邪氛初息，正返于经，休息无为，固当如是，原方再服。是方也，本非发汗，亦非止汗。夫汗之出与汗之收，皆元气为之主宰。气为橐籥①，汗为波澜，前服所以汗出者，药力辅正，从脏达腑，由经出络，驱邪于表。邪从汗解而汗不止者，药力不继，正虚不可复收，故以原方仍从某经某络导其散亡之气，还之脏腑。若投止汗之剂，则大谬不然。或增减一味亦不可，药性有歧，途迷莫返，故曰失之毫厘，差以千里。欲发汗，不知营卫之盛衰，欲止汗，不知橐籥之牝牡，是犹荡舟于陆，驾车于海。仆非不能再议一方，故缕述，为知者一道。

六脉俱数，浮取不足，沉取有余，十日以来神昏如醉，间或独语，苔淡黄不润，板齿无津，目赤唇焦，不饥不渴，与汤饮亦受，心下至少腹按之无痛满，人便如常，溲色红浑。伏邪盘踞太阳，热入膀胱，壬病逆传于丙，丙丁兄妹，由是传心。心火烁金，清肃不行，犯经旨死阴之禁，虑难有济，勉拟犀角地黄汤合导赤散，加黑山栀，取清心保肺、导引邪火屈曲下行之意。

大生地八钱　犀角钱半　白芍药三钱　粉丹皮三钱　甘草梢一钱　木通一钱　黑山栀二钱　活水芦根二两

经以心之肺②谓之死阴，不过三日而死者，不及金之生数也。服清心保肺三剂，竟过三日生气复来，清肃令行，热氛自退，知饥欲食，胃气渐醒，神识渐清，溲浑尚赤。导赤保肺，犀角清心，以逼丁邪返丙归壬，溲清则愈。

大生地八钱　犀角二钱　白芍药三钱　粉丹皮三钱　甘草梢一钱　木通一钱　黑山栀二钱　白茯苓三钱　福泽泻三钱　黄芩钱半

---

① 橐籥（tuó yuè 驼岳）：古时吹风炽火之器，类似风箱。
② 心之肺：沪抄本《九峰医案》作"心病传肺"四字。

活水芦根二两

　　身热，汗自出，不欲去衣者，恶寒也。正伤寒，汗出恶寒为表虚。伏气则不然，邪伏膜原，外越三阳之表，卫护失司，腠理不密，以溲浑赤为别，非寒伤于表可比，宜顺其性以扬之。不可执有汗用桂枝解肌，仲景有桂枝下咽、阳盛则毙之戒。拟活人败毒散加减。

　　羌活一钱　柴胡根一钱　枳壳一钱　川芎一钱　炙甘草五分桔梗一钱　赤茯苓三钱　陈皮一钱　生姜一片

　　伤寒汗出淋漓则病不除，伏邪汗出淋漓则病将解。昨暮服药，汗更大出，发背沾衣，通宵达旦，溱溱①不已，遍体凉和，六脉俱静，溲色澄清。惟中胃未醒，宜养胃生阴。

　　大沙参三钱　云茯苓三钱　黑脂麻三钱　鲜石斛三钱　当归身三钱　炒谷芽三钱　陈橘皮一钱　白豆蔻八分　六和神曲钱半　陈仓米一两　荷叶蒂一个

　　诸气膹郁，皆属于肺。诸逆冲上，皆属于火。肺司百脉之气，肾藏五内之精。肾水承制五火，肺金运行诸气。悲则伤肺，恐则精却，思为脾志，实本于心。思则气结，忧则气耗，郁损心阴。真气潜消，邪氛日进。亢则害，五志之阳与邪浑一，俱从火化，烁阴耗液，所谓热蒸气腾，壮火食气是也。屡寐气屡升，不分左右，似呻吟而近太息，又非短气。寐则阳气下交于阴，血归于肝，气归于肾。清肃不行，蒸热不退，肾水不升，肺气不降，金水交伤，水火不济，肺热奚疑？饮入于胃，输于脾，归于肺，注于膀胱，溲赤是其明验。水出高源，拟用一味苇茎，取其清空之气、甘平之力，以达清虚而益气化，若雨露

① 溱溱（zhēn zhēn 真真）：汗出貌。沪抄本《九峰医案》作"凑凑"。

医略十三篇

六〇

之溉，荡涤伏热，即是补阴。清金不寒，壮水非补，且兼开胃，不亦宜乎？

活水芦根四两，甘澜水煎。

脉浮而数，颠痛身疼，无汗，翕翕发热，洒洒振寒，腠理致密，玄府不开，乃三阳表证也。

羌活一钱　防风根一钱　细辛三分　苍术一钱　白芷一钱　川芎八分　黄芩一钱　大生地三钱　炙甘草五分　生姜一片　云茯苓三钱

服加减冲和汤得汗，遍身悉润，寒热顿除，颠疼亦止，浮数之脉亦缓。惟身痛不休，乃表气未和，宜桂枝汤小和之。

桂枝八分　炙甘草五分　赤芍二钱　生姜三片　大枣二枚

服桂枝汤，入夜神烦不寐，身反大热，脉反滑数，苔白如积粉，板滞不宣，汗出如浴，恶风不欲去衣，溲赤而浑，间有谵语。此伏邪内动，盘踞膜原，化热伤阴之渐。经以冬伤于寒，春必病温，夏必病热，盖始为寒而终成热。同气相求，伤寒遇寒则发。前服冲和汤，诸证乍退者，新感之寒邪从汗而解。身痛未除者，伏邪乘表虚而外越，与卫气相争，致令营卫失其常度。得桂枝诸证蜂起者，非桂枝之过，乃伏邪化热，直贯阳明，液耗阴伤，而祸乱起于萧墙之内，有神昏如醉、阴枯发痉之虑，故仲景有急下存津之旨，暂以吴氏达原饮观其进退。

海南槟榔一钱　川厚朴八分　草果仁五分　白知母钱半　黄芩钱半　炙甘草五分　赤芍二钱　生姜一片

昨服达原饮，舌后之苔转黄，身热不从汗解，溲赤而浑，便溏色绛，竟夜不寐，神烦谵语，心下拒按，脉来滑数。腑浊虽行，液耗阴伤可虑，原方加减。

海南槟榔一钱　川厚朴七分　草果仁五分　黄芩钱半　炙甘草

五分　知母钱半　赤芍二钱　枳实一钱　桔梗一钱　生姜一片

　　两进达原饮，大解五次，俱溏，酱黑之色渐淡，溲转浑黄，胸次渐开，夜得少寐，身热减，自汗收。腑浊既行，议下从缓，依方进步。

　　海南槟榔一钱　川厚朴五分　草果仁五分　白知母钱半　黄芩钱半　炙甘草五分　赤芍二钱　鲜生地八钱　当归身三钱

　　昨药后熟寐通宵，寅初忽觉憎寒，须臾寒战如疟，引被自覆，遍身悉冷，四肢厥逆，脉细如丝，神情萧索。卯正遍身灼热，屏去衣被，躁扰不安，欲起者再，倏然大汗淋漓，始自头项，下溉周身，汗之到处，灼热遽除，如汤沃①雪。食顷脉静身凉，神清气爽，诸证如失。此非转疟，乃战汗也。得战汗者，以其人本虚，内伏之邪既从腑气宣通而溃，则在经之邪孤悬难守，不攻自散，仍从表解。外与正争，邪正交争则战，邪退正复则已。正气不支，是以发战，宜安神养营。

　　大生地八钱　白茯神三钱　酸枣仁三钱　远志肉一钱　当归身三钱　白芍二钱　炙甘草五分　陈皮一钱　桔梗一钱

　　诸证悉退，溲色犹浑，知饥不欲食，黄苔未尽腐。中胃未醒。余氛未尽，尚宜养胃生阴。

　　大生地五钱　当归身三钱　大白芍钱半　赤茯苓三钱　生甘草五分　制半夏钱半　陈橘皮一钱　炒谷芽三钱　六和曲二钱

　　养胃生阴，以安神志。

　　大生地五钱　白茯神三钱　当归身三钱　白芍药二钱　鲜石斛三钱　陈橘皮一钱　炙甘草五分　炒枣仁三钱　活水芦根二两

　　养胃生阴，以安神志，已服三剂，知饥欲食，二便如常。

---

　　①　沃：原作"渥"，据集成本改。

惟夜卧不安，虚里穴动，心肾不交，五液真阴未复，六味、归脾加减。

大生地四两　粉丹皮两半　人参一两　云茯苓两半　淮山药二两　福泽泻两半　冬白术两半　炙甘草五钱　当归身二两　酸枣仁二两　远志肉一两

为末，龙眼肉三两煎水，叠丸，早服三钱，晚服二钱。

阴枯邪陷，邪盛正虚，谵语神昏，苔黑起刺，唇焦齿焦，溲赤目赤，汗出至腰而还，潮热，日晡益甚，循衣，肢强如痉，大便九日不解，脉数疾无力。补正则邪毒愈甚，攻邪则正气不支，攻之不可，补之不及，两无生理，勉拟一方，冀其百一。

大生地八钱　人参一钱　当归身三钱　大白芍三钱　粉丹皮三钱　犀角二钱　黄芩二钱　知母三钱　生大黄五钱，另煎数沸，捣汁

第七日，三投汗剂，继进麻黄，汗竟不出，潮热颠疼，肢尖反冷，脉数，苔淡黄不润，溲浑赤，神昏。此非表证，乃伏邪内壅，阳郁不伸，气液不能敷布于外。必得里气宣通，云蒸雨化，伏邪还表，方能作汗。譬如缚足之鸟，乃欲飞腾，其可得乎？

柴胡根一钱　黄芩钱半　炙甘草五分　瓜蒌仁三钱　大贝母二钱　赤芍二钱　当归身三钱　陈橘皮一钱　活水芦根二两

经以冬伤于寒，春必病温。寒乃冬月之正邪，乘肾虚潜伏夹脊之内，横连膜原，去少阴尚近，离阳明不远，故溲赤而浑，神烦不寐，身热，汗自出，不恶寒而微渴，显系邪气先从内出之于外也。所服之方，多从表散。延今二十三朝，身热转为潮

热，如瘅疟①之状，反无汗，大便易，色如漆，中有血块，腘②肉全消，筋脉动惕，苔刺唇焦，神昏如醉。伏热稽留，无由以泄，夺血无汗，夺汗无血，表液已枯，里血复竭，邪正两亡，殊难奏捷，勉拟一方，质诸明哲。

大生地八钱　乌犀角钱半　大白芍三钱　生甘草八分　当归身三钱　桃仁泥二钱　粉丹皮三钱　怀牛膝三钱　活水芦根二两

达原饮达膜原之邪，冲和汤开太阳之表，服后大汗淋漓，衣被俱湿，身反大热，消渴引饮，舌根黄，舌尖绛，中央苔白不润，溲浑赤，便不解，脉长洪而数。伏邪中溃，郁热暴伸，散漫经中，不传胃府，欲作战汗，宜白虎加人参汤。

生石膏八钱　人参钱半　知母三钱　生甘草一钱　粳米五钱

过经不解，便溏色绛，苔淡黄，溲浑赤，热潮寅卯，指时而发。伏邪尚在少阳经也。

北柴胡根一钱　黄芩钱半　炙甘草五分　麸炒枳实一钱　赤芍二钱　桔梗一钱　赤茯苓三钱　大荸荠六个

伏邪盘踞幕原③，内与阴争则寒，外与阳争则热，寒热往来，热多寒少，溲赤而浑，便溏色绛，虚烦少寐，汗出如浆。藏阴营液俱伤，伏热邪氛猖獗，正气不支，难以直折，避其来锐，暂以小柴陷胸从乎中治。

柴胡根一钱　黄芩钱半　人参一钱　炙甘草五分　制半夏钱半川黄连八分　瓜蒌根三钱　生姜一片　大枣一枚

小柴胡守少阳之枢，小陷胸抑纵横之热，服后熟寐，移时

① 瘅（dān 单）疟：但热不寒的疟疾。
② 腘（jùn 俊）：肌肉凸起处。
③ 幕原：集成本、沪抄本《九峰医案》并作"膜原"。

大便迤逦①而解，从初更至平旦共六次，俱如败酱，溲频数，浑赤之色渐清，寒热往来，热势减半，濈然汗出，遍体凉和，数脉已缓，黄苔亦腐。伏邪中溃，表里分传，正复不能容邪，余氛散漫，击其惰归，宜开鬼门，洁净府。

柴胡根一钱　黄芩钱半　生甘草梢八分　赤茯苓三钱　猪苓钱半　福泽泻二钱　麸炒枳实一钱　桔梗一钱　飞滑石三钱

第八日寒热如疟，一日数发，苔白溲红，虚烦少寐，旦慧夕加，昼轻夜甚。经水适来，热入血室，殊难调治，不可汗，不可吐，不可下，不可温，不可补，且不可和。姑拟小柴胡加生地、丹皮、归、芍、红花、青蒿、鳖甲、茯苓、泽泻，从少阳开甲木，帅中正之气入气街，导营热归膀胱，庶不犯中胃二焦。或用犀角地黄汤，近于是也。

柴胡根一钱　黄芩钱半　南沙参三钱　炙甘草五分　制半夏钱半　大生地三钱　粉丹皮钱半　青蒿梗钱半　赤芍二钱　红花一钱　当归身三钱　炙鳖甲三钱　赤茯苓三钱　福泽泻钱半

病经二十八日，口禁②不语，身卧如塑，溲浑如柏汁，便解如豚肝，脉空弦无力，䐃肉全消，皮肤甲错，舌卷，目上视，心下热炽手。伏邪深陷厥阴，液脱阴枯已著，攻之不可，补之不及，两无生理，勉拟黄龙法③，取攻补兼施之意，以副百一之望。

人参一钱　生大黄四钱　当归身三钱　炙甘草五分　枳实一钱　大生地四钱

昨服黄龙法，燥屎仍不下，溲浑赤如故，口禁不能言，身

---

① 迤逦：渐次。
② 禁：当作"噤"。
③ 法：沪抄本《九峰医案》作"汤"。

强直，形消脉夺，目眩然不瞑，舌挢①而不下，液脱阴亡，髓热发痉。化原已绝，无复资生，神机已息，枯魄独存，虽扁鹊、仓公复起，乌能措其手足？或以原方再服一剂。

蒋宝素曰：伏邪者，本篇创立之名，本之《内经》，参之诸家，验之今世，即世人泛指伤寒、温疫、春邪、秋邪、时邪、温病、热病诸证之本原也。然所谓伏者，冬寒伏于幕原之间，化热伤阴，表里分传，多为热证，以始得病溲即浑浊，或黄或赤为据兰亭注曰：小便乃州都气化，邪在表，无关于里，何至变色？色变浑浊，显是邪伏于中、化热伤阴之明验也。其证则溲赤而浑，神烦少寐，或洒洒振寒，或蒸蒸发热，或但热不寒，或汗出热不退，或潮热往来，或寒热如疟，或头疼身痛，或狂躁谵语，或渴，或不渴，或反欲热饮，或有汗，或无汗，或汗不达下，舌苔或白或黄，或灰或黑，或滑或涩，或生芒刺，或反无苔而色紫赤，大便或秘或溏，或下利臭水，或如败酱，或带瘀血，或遇湿土司令，酿成湿温，则身痛异常，溲更浑浊，当与湿证门参治。然湿从土化，土无成位，湿无专证，但治伏邪为主，辅以温通治湿之意。其解或战汗自汗，躁汗狂汗，发斑发疹，其剧或发痉，或神昏如醉，或黑苔起刺，唇齿焦枯，或鼻煤舌裂，或呃逆从少腹上冲，或摇头，肢体振掉，或气急痰涌。其脉则忌紧涩细数而喜和缓滑大，其治或先用吴氏达原饮加减，从乎中治，然后或汗或下。如见三阳表证，加羌活、葛根、柴胡之类；见三阴里证，加大黄、芒硝之类。或先汗而后下，或先下而后汗，或汗而再汗，或下而再下，或但汗不下，或但下不汗，或养阴化邪，或补泻兼施。无为夹阴所惑，误服桂附则死兰亭注曰：夹

---

① 挢：原作"桥"，据文义改。

阴二字，流俗相传，本无所据。若因房室致病，男子为夹阴，则女子为夹阳，殊属可笑。或谓夹虚可也，病在三阴为阴证，孩提之童亦有之，房室何与焉？阴证乃正伤寒家事，伏邪温疫无阴证，或有，不过千万中之一二耳。察其证脉，表里虚实，老少强弱，风土寒暄，高①粱藜藿，参合为治。善后则宜和胃养阴。汗则九味羌活汤、活人败毒散、柴葛解肌汤、小柴胡汤、吴氏达原饮，加三阳表药，《医话》柴胡白虎汤之类。下则大小承气汤、调胃承气汤、桃仁承气汤、大柴胡汤、柴胡加芒硝汤、凉膈散、拔萃②犀角地黄汤、吴氏达原饮加大黄，医话中承气汤、蒌贝二陈汤之类。养阴化邪则犀角地黄汤、医话柴胡生地汤之类。补泻兼施则陶氏黄龙汤、医话大黄人参汤，或半夏泻心汤、十味温胆汤之类。善后则医话归芍二陈汤加谷芽、神曲之类。此其大略，神而明之，存乎其人。《黄帝内经灵枢·邪气脏腑病形》篇曰：正邪之中人也微，先见于色，不知于身，若有若无，若亡若存，有形无形，莫知其情。又《五变》篇曰：百病之始期也，必先生于风雨寒暑，循毫毛而入腠理，或复还，或留止。《素问·生气通天论》曰：冬伤于寒，春必病温。又《八正神明论》曰：正邪者，身形若用力汗出，腠理开，逢虚风，其中人也微，故莫知其情，莫见其形。又《热论》篇曰：今夫热病者，皆伤寒之类也。此《内经》诸篇分明以正邪内伏而后发为温疫。又《六元正纪大论》六经司天之气，气温草荣民康之际，温厉乃作，远近咸若，此其先有伏邪可据。《难经》温病之脉，行在诸经，不知何经之动，此经中有伏气可知。《周礼》四时皆有疠疾，盖邪伏之深，小可期年而

---

① 高：通"膏"。《说文通训定声·小部》："高，叚借为'膏'。"

② 拔萃：即《济生拔萃》，丛书名，元代杜思敬辑金元医书十九种而成。

发。《吕览》《礼记》以非时之气为疫，即伏邪因感而发兰亭注曰：外感之病卒而少，内伏之病迟而多，外受之邪数日之间，内伏之气数月之久，则多少可较，证名可征矣。《史记》齐中御府长信冬时堕水濡衣病热，伏寒化热可证。《金匮要略》百合病必待日数足而后解，亦伏邪之类。《伤寒论·平脉篇》直以伏气为病名。又《伤寒例》以寒毒藏于肌肤，春变为温，夏变为暑。春时阳气发，于冬时伏寒，冬伤于寒，发为温病，本于经旨。又《太阳篇》太阳病发热而渴，不恶寒者，为温病。既不恶寒，邪非在表而渴，属内热伏气，显然又阳明篇诸下证与伏邪入胃之意同。又《少阴篇》之自利，心下痛，《厥阴篇》之厥深热亦深，诸下证与伏邪化热伤阴之意同。《太平御览》七百四十二卷载曹植《说疫气》，致病悉被褐茹藿之子，荆室蓬户之人，若夫殿处鼎食之家，若是者鲜矣。此亦饥寒伤正，邪伏而后发。巢元方以疫厉与时气温热相类，盖不知由于一气所伏，而有轻重多寡之分耳。《通鉴·唐纪》：关中比岁饥馑，兵民率皆瘦黑，至是麦始熟，市有醉人，当时以为嘉瑞，人乍饱食死者五之一。此人饱食，非受风寒，盖有伏邪内动。刘河间《宣明方》治疫厉不宜热药解表，而用白虎汤、凉膈散，明其伏热在内。李东垣《辨惑论》载壬辰改元，京师戒严，受敌半月，解围之后，都人之不病者万无一二，既病而死者，继踵不绝，将近百万，岂俱感风寒？皆伏邪所致。《丹溪心法》温疫众人一般病者，是治有三法，宜补宜散宜降，首用大黄、黄连、黄芩先攻其里，亦见其内有伏邪。《丹溪心法附余》附《伤寒直格心要》论证治诸法治伏邪甚善，当与吴氏《温疫论》互阅。方约之谓温热之病，因外感内伤，触动郁火，自内而发之于外，此明指邪伏于中。《元史》耶律楚材用大黄治士卒病疫，足见邪伏于里。王履

《溯洄集》温病、热病发于天令暄热之时，怫热自内而达之于外，又云每见世人治温热病，虽误攻其里，亦无大害，误发其表，变不可言，足以明其热之自内达外矣。张景岳以温疫本即伤寒，多发于春夏，必待日数足，然后得汗而解，此与《金匮》百合病之义同，皆有内伏之邪故也。吴又可《温疫论》治伏邪最切，而反以冬伤于寒、春必病温为非是，盖不知寒乃冬月之正邪。正邪之中人也微，先见于色，不知于身，若有若无，若亡若存，及身形若用力汗出，腠理开，逢虚风，为正邪，可伏而后发也。《医案》《医话》诸方治得其中，切于时用，可谓备前人之未备。由是观之，伏邪所从来远矣。然人之强弱不同，攻守有异，大法有三，攻邪为上策，辅正祛邪为中策，养阴固守为下策。盖邪伏于中，犹祸起萧墙之内，邪正交争，势不两立，正气无亏，直攻其邪，邪退而正自复也。若正气有亏，不任攻邪，权宜辅正，且战且守，胜负未可知也。若正气大亏，不能敌邪，惟有养阴一法悉力固守，冀其邪氛自解，不已危乎？是以正气不虚，伏邪虽重，治得其宜，可奏全捷。惟正虚可畏，不知者反以攻邪太峻，乐用平稳之方，致使邪氛日进，正气日亏，正不胜邪，则轻者重，重者危，卒至不起，乃引为天数，岂不谬哉？

略曰：道光壬午，余合家染疾，长幼相似。祖母氏杨，年八十三，其势尤重，亦用达原饮，继进承气汤而愈，寿至九十五而卒，况年少力强者乎？

伏邪论列方：

滚痰丸二十七

犀角地黄汤二十八

调胃承气汤二十九

---

① 汤：原脱，据集成本补。

卷第九

痎疟第九

《椿田医话》曰：**加减柴陈汤**，主治痎疟，随证加减。痎，即三疟也。疟必内有伏暑，外感风寒，终归汗解。

柴胡根一钱　黄芩钱半　炙甘草五分　当归身三钱　青蒿根二钱　赤茯苓三钱　制半夏钱半　陈皮一钱　生姜一片

无汗，加羌活一钱，防风一钱，川芎一钱；汗多，加生牡蛎三钱；寒重，加桂枝八分，干姜五分，甚则加制附子，去生姜、黄芩，牝疟①同法；热重，加竹叶三十片，生石膏五钱，或玄参、知母之类，瘅疟同法；气虚，加人参一钱，黄芪二钱，冬白术钱半；阴亏，加大生地四钱，或麦冬之类；实，则加槟榔一钱，厚朴八分，草果仁五分；便秘，加大黄三钱，玄明粉二钱；溲秘，加车前子三钱，木通一钱；久疟，加鳖甲三钱，怀牛膝三钱；痰疟，加酒炒常山三钱；食疟，加麦芽二钱，神曲二钱，或谷芽、山楂之类。春，加防风一钱，苏梗一钱；夏，加香薷一钱，川黄连八分；秋，加青皮一钱；冬，加肉桂五分。三疟，加鲜首乌五分，人参一钱，鳖甲三钱，生姜三片，黑枣三枚，去黄芩；截疟，加酒炒常山三钱，乌梅三枚，或夜光丸三钱；疟母，宜金匮鳖甲煎丸，或济生鳖甲饮。

瘅疟作时，指爪青暗，肢体麻木，宜于瘴气门及沙蜮门参法治之。疟作数次，忽然肢冷，脉伏者，不治，气脱故也。

夜光丸，主治截一切痎疟，老少强弱男女俱宜。

---

① 牝疟：疟疾之多寒者。

酒炒常山三两　　乌梅肉二两　　大块朱砂三钱　　透明雄黄三钱
夜明砂五钱

共为细末，神曲稀糊和丸桐子大，每早服二钱，晚服二钱，开水下。中病即止，不必尽剂，不过七日必愈。小儿，加鸡腺胵①黄皮一两，每服一钱；孕妇，常山减半；虚人及老人，鲜首乌三五钱，煎汤下，每早晚服钱半；壮人及年少，每早晚服三钱。

朱月樵士龙诗冠一时，善谈医理。其表兄孙吉人病疟热甚，自食荸荠数斤，大泻黄水数日，疟不复作，而沉困转加，小溲浑赤，大解亦无。延至旬日，小解时忽茎中作痛，仅能涓滴。屡进通淋药，不效，势转危迫，延余诊视。时月樵在坐，谓此系结粪壅逼膀胱，非癃淋可比。余因用大黄先行大便，继进龙胆泻肝汤送滚痰丸，下大便斗余，小解遂通。愈后旬日，肾囊先寒后热，小便仍前涓滴作痛，每日按期而作，其苦万状，逾时乃止，既止小解如常。月樵谓：又非前症可比，盖其人素本善疟，今又疟后，当是疟邪未尽，乘州都之虚而陷入膀胱之府。肾囊寒热，犹疟之有寒热也；茎痛溲淋，淋止如常，犹疟之有汗，汗透乃解也。因议天水散合小柴胡，加羌活、青皮服之，遂寒战逾时，寒已复热，仍归于疟，一汗而愈。附此以广见闻。

余长孙端甫，六岁时左目之下患暑疖，大如覆杯，捣马齿苋敷之，疖虽消而疟作，经月不已，服药不应，忽于鼻孔内涌出花红脓盈碗，疟不复作。盖暑伏于营，凝结而为疖，散布而为疟。凡遇有疖不化脓而疟不已，诸药不应者，宜参入排脓治疖之法。书此以识一异。

---

① 鸡腺胵（pí chī 皮吃）：鸡内金。

《周礼·天官》疾医职曰：秋时有疟寒疾。

《吕氏春秋·孟秋纪》曰：孟秋行夏令，民多疟疾《礼记·月令》同。

《说文》曰：疟，热寒休作也。痁①，热疟也。痎，二日一发疟也。

《九峰医案》曰：疟邪之后，留热未除，先天固不足，后天亦不振。肾为先天，脾为后天，脾肾不足以化精微，酿生湿热。湿盦②发黄，五液不充，热留阴分，致生潮热。阳明气至则啮齿，肾虚肝热则搐搦，脉来滑数无神。滋少阴，理阳明，化湿热，清留热，顺其性以调之。

人生地四钱　木通一钱　生甘草梢一钱　青蒿梗二钱　赤茯苓三钱　鲜石斛三钱　陈橘皮一钱　川黄柏一钱　炙鳖甲三钱

五内素虚，七情交并，结聚痰涎，与卫气邪氛相搏，发为痎疟。

人参一钱　云茯苓三钱　冬白术二钱　炙甘草五分　制半夏二钱　福橘皮一钱　柴胡根一钱　蛀青皮一钱

夏伤于暑，秋必痎疟。间二日而作谓之痎。寒热相停，溲浑而赤，汗出濡衣，胸次不畅，阳邪陷入三阴，脾伤少运，胃有痰饮，逢期腰酸腹痛。总属肾胃不和，先以小柴泻心加减。

柴胡根一钱　酒黄芩一钱　炙甘草五分　制半夏钱半　人参一钱　当归身三钱　炮姜三分　南枣肉二枚

小柴泻心加减，共服十有二剂，疟势十去八九，当期似有如无，口干微渴，小溲频数，黄而不浑，脉象尚带微弦，目眦

---

① 痁（shān 山）：但热不寒的疟疾。

② 盦（ān 安）：覆盖。沪抄本《九峰医案》作"遏"。

黄侵白眼，湿蕴余热未清。经以疾走汗出于肾，奔驰多汗，气喘耳鸣，左疝大如鹅卵，鼻中常流清涕。乃素来本证，肺肾不足可知，拟平补三阴，为丸缓治。

制首乌八两　当归身三两　云茯苓三两　人参一两　炙甘草五钱　福橘皮一两　炙鳖甲四两　大生地八两　淮山药四两　煅牡蛎五两

为末，水叠丸，每早晚服二钱，开水下。

疟疾固属三阴，期在子午卯酉，少阴病也。服补阴益气以来，疟邪已去，尚有微意[1]者，正气未充也。素多思虑劳心，爰拟归脾加减。

大熟地八两　人参一两　云茯苓三两　炙甘草五钱　冬白术二两　当归身二两　煨木香三钱　酸枣仁二两　远志肉一两　制半夏二两

为末，生姜三两，大枣二十枚，煎，水叠丸，早晚开水服三钱。

疟疾日久，三阴交损，土德不厚，湿踞中州，致发阴黄，色如秋叶，食减便溏，形神慵倦。培补肾阴，兼养心脾主治。

大生地四钱　鲜首乌四钱　人参一钱　云茯苓三钱　冬白术钱半　益智仁一钱　青蒿梗二钱　福泽泻钱半

进补肾阴，养心脾，阴黄已退，饮食颇增，二便如常，脉神形色俱起。既获效机，依方进步。

大生地四钱　人参一钱　云茯苓三钱　淮山药二钱　青蒿梗二钱　炙鳖甲三钱　草豆蔻五分　乌梅肉一个

三日[2]疟疾，寒热俱重，已经八次，发于深秋，溲清脉软。

---

① 意：集成本作"热"。
② 三日：沪抄本《九峰医案》作"三阴"。

邪伏太阴，极难奏效。

人参一钱　冬白术三钱　炙甘草五分　炮姜五分　云茯苓三钱　大白芍二钱　制附子八分　当归身三钱　陈橘皮一钱

经以夏伤于暑，秋为痎疟。间二日一发名痎。起于客秋，延今不已，脉来迟慢，寒重热轻，精神疲倦。脾肾双亏，未宜止截，拟进东垣法。

人参一钱　云茯苓三钱　冬白术三钱　炙甘草五分　当归身三钱　新会陈皮一钱　银州柴胡五分　水炙升麻五分　老生姜三片　大黑枣三枚

痎疾半载，热甚寒轻，戌正始来，亥初方退，病在少阴，热而不渴，阴伤可知，衰年可虑。

大熟地八钱　粉丹皮三钱　福泽泻三钱　淮山药四钱　云茯苓三钱　山萸肉四钱　银柴胡钱半

疟经两月有余，屡经汗散，转为潮热，指时而发。阴伤五液受亏，阳明有余，少阴不足，热入于营，非瘅疟可比，溲色清澄，是其明验。法当静补三阴。

大生地八钱　粉丹皮三钱　福泽泻三钱　淮山药四钱　赤茯苓三钱　大麦冬三钱　怀牛膝三钱　当归身三钱　炙鳖甲三钱　青蒿梗二钱

脉来软数无力，证本脏阴有亏。疟后中土受伤，怒郁肝阳苦逆，土不载木，肝病传脾。阴不配阳，水不济火，乃见竟夜无眠，食少无味，体倦神疲，虚阳上越等证。前进交通心肾，熟寐连宵。继服壮水之主，形神复振。曾患血崩，素多抑郁，肝木久失条舒，木郁化火，耗液伤阴，以故气从胁肋上升，贯膈冲咽，环脐作胀。仍以壮水济火为主，崇土安木辅之。

大熟地八两　橘皮水炒　粉丹皮三两　福泽泻三两　淮山药四

两　云茯苓三两　人参一两　冬白术三两，土炒　炙甘草五钱　当归身三两，土炒　酸枣仁三两　远志肉两半

为末，水叠丸，每早晚服三钱，开水下。

蒋宝素曰：痎疟者，暑热内伏，风寒外乘，寒乱于卫，暑逆于营，邪正交争于少阳表里营卫之间，出表为热，入里为寒，先寒后热，作止有时，与伏邪相近之证也。伏邪乃伏寒化热，痎疟乃伏暑化虚。暑乃夏月之正邪，故可伏而后发，犹冬伤于寒，春必病温之义。《灵枢·经脉》篇曰：胆足少阳之脉，是主骨所生病者，振寒，疟。又《论疾诊尺》篇曰：夏伤于暑，秋生痎疟。又《岁露》篇曰：夏日伤暑，秋病疟。又《素问·生气通天论》曰：夏伤于暑，秋为痎疟。又《金匮真言论》曰：夏暑汗不出者，秋成风疟。又《阴阳应象大论》曰：夏伤于暑，秋必痎疟。又《疟论》曰：夫痎疟，皆生于风。又曰：此皆得之夏伤于暑。又《刺疟论》：少阳在太阳之后，阳明之前，以少阳为枢。又《气交变大论》曰：炎暑流行，民病疟。又《五常政大论》曰：赫曦之纪，病笑疟。又《六元正纪大论》曰：火郁之发，民病温疟。又《至真要大论》曰：少阳司天，火淫所胜，民病头痛发热，恶寒而疟。此《内经》诸篇分明以暑热伏于前，风寒感于后，而会于少阳表里营卫之间，所受之气本一寒一热，故病亦如是。少阳介乎表里，乃四战①之地，营卫邪正之出入必由乎此。卫为阳，营为阴，卫犹兵卫卫于外，营犹营垒营于中，营卫相维，不容邪扰。邪之所凑，其气必虚，邪正不两立，相遇必交争。暑热先伏营中，风寒后乘卫外，营阴不容暑热逼之而外越，卫阳不容风寒迫之而内侵，卫失外护，

---

① 四战：四面受敌。典出《商君书·兵守》。

营失中守，邪正争，营卫乱而寒热作。正气胜，营卫和而寒热止。邪正复争，寒热更作，正气复胜，寒热更止。作者，邪争也；止者，正胜也。有热重于寒者，暑热多而风寒少也；有寒重于热者，风寒甚而暑热微也。有但热不寒者，暑热极甚，风寒极微，不觉其寒也；有但寒不热者，风寒极甚，暑热极微，不觉其热也。有日一作夜一作俗名子母疟，有一日一作，有间一日作，有间二日作，或间数日作，有连作二日，间一日，四日共三作，或间疟当期日二作俗名间日子母，或间日转为日作，或日作转为间日，或间疟转连日，正期止，闲期作，仍为间疟。或潮热如瘅疟数次，时觉憎寒，转而为疟。或早或晏，或轻或重，或一日早一日晏，·日轻一日重，或依时不移，或寒热竟日，或今日之寒热未已，明日之寒热又至，或须臾即止，或数次即已，或延绵不断。盖由人之禀赋不同，受病有异。正气化邪有迟速，邪气化尽而已，如酒醉人醉态不一，醒有迟速也。《内经》诸论言其常也，余之所论言其变也。若以浅深远近而分轻重迟速，则日作之寒热常竟日不已，三疟之寒热常须臾即止，此深者远者之寒热何以反轻？浅者近者之寒热何以反重？是未可以此分也，惟在正气化邪，邪尽而已。如受病应一日一作，一月解，若一日二次则十五日尽，若二日一作则六十日解，若三日一作则至九十日矣。寒热轻而愈速者，邪本少也，而愈迟者，化之慢也；寒热重而愈迟者，邪本多也，而愈速者，化之快也。如寒热大作数次愈，此化之速。以数日大作之寒热分为数十次，则寒热轻而化之迟也。推此，虽万变可知也。有热忽不退而转为温热者，内与伏邪相遇也；有伏邪转为痎疟者，内有伏暑发动也。温疟者，得之冬中于风，先热后寒，非正疟也。战汗者，正不容邪，大战于营卫之间，正胜而复，犹疟之意也。有疟邪尽而寒热犹存，及产后与虚劳寒热往来如疟者，营卫乱而自相吞并也。一切内外证发热恶寒，得汗而解者，无非邪正争而营卫乱也。但内无伏暑，不能作疟。故正伤寒无转疟之理，内无伏暑故也。《周礼》秋有疟寒疾①，即风寒感于卫之意。《吕览》孟秋行夏令，民多疟疾②，即暑热伏于营之意。《说文》曰：痎，二日一发疟也。即间二日一发，世俗所谓三疟也。《金匮要略》曰：病疟，以月一日发，当以十五日愈，设不差③，当以月尽解，如其不差，结为癥瘕，名曰疟母，宜鳖甲煎丸。此言所伏之邪，正气化之，当一月解。如间日则六十日尽，间二日则九十日尽，正化邪尽而已。若化不尽，结为疟母，用鳖甲煎丸以开治久疟之端。又曰：阴气孤绝，阳气独发，名曰瘅疟。若但热不寒者，邪气内藏于心。此言但热者，非无寒也，盖暑热极盛，风寒极微，不觉其寒也。又曰：疟多寒者，名曰牝疟。此言多寒者，非无热也，盖风寒极甚，暑热极微，不觉其热也。《伤寒论》曰：脉阴阳俱盛，重感于寒，变为温疟。此先冬中于风，又复感寒，故先热后寒，为温疟，非正疟也。又曰：邪正分争，往来寒热，小柴胡汤主之。此邪正战于少阳表里营卫之间，用和解之法以开治疟之境。巢元方、孙思邈、刘完素、张子和俱宗经旨，以暑为主。李东垣曰亦有非暑而感冒风寒得之者，谬矣怡斋曰：内无伏暑，不能作疟，正伤寒无转疟之证，内无伏暑故也。丹溪始言痰疟，论治诸法皆佳，惟以日作与间日乃受病一月与半年，及三疟发于子午寅申辰戌之日，分三

---

① 秋有疟寒疾：语本《周礼·天官·疾医》。

② 孟秋……疟疾：语本《吕氏春秋·孟秋纪》。

③ 差：同"瘥"，病愈。《方言》卷三："差，愈也，南楚病愈者谓之'差'。"

阴，未免执泥。盖不知疟犹酒徒之醉态不一，而醒有迟速也。王节斋始言日夜各一作之疟，薛立斋、张景岳证治俱得其中，吴又可所论乃疟内与伏邪相遇。《医案》开旁通之路，《医话》制圆机之方，由是观之，治疟之法亦云备矣。

略曰：天卫地外，地营天中，天地亦营卫也。暑蒸地气上为云，风搏天气下为雨，风云暑雨之合散，亦疟象也。人亦宜然，故疟之寒热因暑而作，得汗而解。观乎天地，可以察人矣。

疟疾论列方：

金匮鳖甲煎丸四十五

济生鳖甲饮四十六

小柴胡汤三十三

卷第十

痢疾第十

《椿田医话》曰：痢疾多发于三秋，显系暑湿之毒蕴结于肠胃之间，如暑疖湿痰流注脓窠疮之类溃流脓血，即痢之赤白里急后重者脓血淋漓涓滴而下也，与内痈同法。忌身热脉大，禁口不食，脓血色败，如烂鱼肠、屋漏水。初起宜攻，虚则宜补，久则宜涩，今约三方，以见其概。

攻发汤，主治痢疾初起壅实者。

生大黄三钱　川黄连一钱　黄芩钱半　金银花三钱　生木香八分　苦参二钱　飞滑石三钱　生甘草五分　赤芍二钱

夹表，先服败毒散一剂；表微，加羌活一钱，柴胡一钱；夹虚，加大生地八钱，人参一钱；热甚，加白头翁二钱，黑山栀钱半。

托补汤，主治痢疾，无实证可据，及年迈体羸者，服攻发汤，虽轻未已，亦主之。

大熟地八钱　人参一钱　炙甘草八分　当归身三钱　生黄芪三钱　肉豆蔻二钱　冬白术三钱，土炒　椿根皮三钱

夹实，加生木香一钱，槟榔一钱；热重，加川黄连八分；寒重，加制附子五分。

收涩丸，主治痢疾滑脱不止，连年不愈，诸药不应者。

赤石脂　禹余粮　罂粟壳　诃子肉　五棓子①　人参　大熟地砂仁水炒，以上各三两

---

① 五棓子：五倍子。

为末，椿根皮七两，煎水叠丸，早晚服三钱，开水下。休息痢，加明雄黄猪胆汁拌，暴干、牛角灰、羊角灰、鹿角灰、虎头骨灰，以上各一两，为丸，服如前法，十年不愈者亦效。

《释名》曰：泄痢，言出①漏泄而利也。

《北史》齐司马膺之②好读《太玄经》③，每云我欲与杨子④同游。患痢十七年不愈，齐亡岁以痢终。

《唐太宗实录》⑤曰：太宗苦于气痢，众医不效。即下诏问殿廷左右，有能治此疾者，当重赏之。金吾卫士张宝藏⑥曾困其疾，即具疏乳煎荜拨方，上服之，立差。宣下宰臣，与五品官，魏征难之，逾月不进拟。上疾复发，问左右曰：吾前服乳煎荜拨，有功，复命进一啜。又平，因思曰：尝令与进方人五品官，不见除授，何也？征惧曰：奉诏之后，未知文武二吏。上怒曰：治得宰相不妨，已授三品官。我天子也，岂不及汝耶？乃厉声曰：与三品文官，授鸿胪寺卿⑦。其方每用牛乳半斤，荜拨三钱匕，同煎减半，空心顿服。

赵溍⑧《养疴漫⑨笔》曰：宋孝宗患痢，众医不效。高宗偶

① 出：原作"少"，据《释名·释疾病》改。

② 司马膺之：北齐官员，历任国子祭酒、金紫光禄大夫、仪同三司。

③ 太玄经：西汉扬雄撰，汉代道家思想的代表著作之一。

④ 杨子：即扬雄。古籍"扬雄"有作"扬雄"者。

⑤ 唐太宗实录：四十卷，唐许敬宗等撰，原书佚，部分内容赖他书以传。

⑥ 张宝藏：唐代医家，栎阳（今陕西临潼）人，曾为唐太宗治愈气痢，授鸿胪寺卿。

⑦ 鸿胪寺卿：十二卿之一，掌朝会司仪。

⑧ 赵溍：南宋潭州（今长沙）人，字元溍，号冰壶，曾任沿江制置使、知建康府等。

⑨ 漫：原作"漫"，据文义改。

见一小药肆，召而问之，其人问得病之由，乃食湖蟹所致，遂诊脉，曰：此冷痢也。乃用新采藕节捣烂，热酒调下，数服乃愈按藕消瘀解热开胃，又解蟹毒，用酒调，乃寒因热用也。若加苏梗，解蟹毒更妙。高宗大喜，即以捣药金杵臼赐之。

《夷坚甲志》①曰：昔虞丞相②自渠川被召，途中冒暑，得泄痢连月。萝壁间有韵语云：暑毒在脾，湿气连脚。不泄则痢，不痢则疟。独炼雄黄，蒸饼和药。甘草作汤，服之安乐。别作治疗，医家大错。如方制服，其疾随愈。

陆文量③《菽园杂记》曰：痢疾最忌油腻生冷，惟白鲞鱼④宜食。

《九峰医案》曰：肠澼赤白，气血俱伤，后重腹疼，溲赤脉数，暑滞俱重。河间云：溲而便脓血，气行而血止，行血则便自愈，调气则后重除⑤。宜芍药汤。

赤芍药二钱　当归身二钱　川黄连八分　生木香五分　炙甘草五分　制大黄三钱　黄芩钱半　槟榔一钱　官桂三分

因热贪凉，人情之常，过食生冷，脾胃受伤。值大火流西，新凉得令，寒湿得以犯中，下传于肾，致成肠澼，溲色清澄，是其明验。脉来缓弱，温中为主。

藿香梗二钱　生木香八分　赤茯苓二钱　猪苓钱半　陈橘皮一

① 夷坚甲志：南宋洪迈采摭众事，集成《夷坚志》，分甲、乙、丙、丁、四志，每志二十卷。

② 虞丞相：即虞允文，字彬甫，南宋大臣，抗金名将，隆州仁寿（今属四川）人，曾在采石大破金军，孝宗时拜左丞相兼枢密使，谥忠肃，故又有虞丞相之称。

③ 陆文量：即陆容，明代太仓（今属江苏）人，字文量，号世斋，明成化间进士，官至浙江参政，有《世斋集》《菽园杂记》等。

④ 白鲞（xiǎng 想）鱼：腌制的鱼干。

⑤ 溲而……后重除：语出《素问病机气宜保命集》卷中。

钱 厚朴一钱 炙甘草五分 炮姜八分 冬白术二钱

经言：食饮有节，起居有常。饮食不节，起居不时，脾胃受伤，则上升精华之气翻从下降，而为飧泄，久则戊邪传癸①，变生肠澼。延绵不已，变态多歧，见在下血，或少或多，鲜瘀不一。此血不归经，气失统摄。下时里急后重，脾阳肾水俱伤，下后魄门瘙痒，中虚逼阳于下，脐旁动气有形，或左右上下，殆越人所谓动气之状。腹胁胀坠，不为便减，土困于中，魄门锁束，小溲不利，水亏于下，均非热象。矢气欲解不解，则肛门胀坠，时或燥热直逼前阴，肾囊收缩，气随上逆，皆水亏土弱之征。小腹坠，大腹膨，矢气解则舒，不解则胀连胁肋，右胜于左，以脾用在右，脾病，故得后与气则快然如衰。常觉中下二焦否塞，大便有时畅下，则诸证较减。以肾居于下，为胃之关，开窍于二阴，大便既畅，土郁暂宣，水源暂畅，故减。至于或为之证，犹浮云之过太虚耳。治病必求其本，法当脾肾双培，偏寒偏热，恐致偏害。

人参一两 炙黄芪三两 冬白术三两，土炒 炙甘草八钱 煨木香五钱 酸枣仁三两 远志肉两半 炙升麻三钱 煨肉果二两 云茯苓三两 当归身三两，土炒 川芎䓖一两

为末，以大生地十二两，大白芍六两，罂粟壳六两，石榴皮六两，乌梅肉四两，熬膏，再入龟板胶三两，鹿角胶三两，熔化和丸，每早晚服三钱，开水下。

二气素虚，七情不节，致伤脾胃传化失常，清不能升，浊无由降，清气在下，则生飧泄，戊邪传癸，转为肠澼，色白如脓，日十余次，下时里急后重。脾阳肾水潜伤，舌苔色常黎黑，

---

① 戊邪传癸：谓脾病及肾。

中寒格阳于上，腹中隐痛，澼久剥及肠胃脂膏，食减神疲，夜多妄梦，肾不交心而中虚气馁。因循怠治，希冀自瘥，反覆相仍，病情转剧，将近一载。前进补中益气、归脾、六君等汤，以行升降之令，继服胃关煎、四神丸、五味子散温固三阴。病势退而复进，脉体和而又否，病势苦深，殊难奏捷。勉拟温固命门，引火归窟，冀其丹田暖则火就燥，下元固则气归精。然否，质诸明哲。

淮山药三两　补骨脂二两，盐水炒　煨木香八钱　炙甘草八钱　冬白术三两，土炒　诃子肉三两　罂粟壳三两　干姜八钱　白芍药二两　石榴皮二两　缩砂仁两半　荜拨二两　赤石脂三两　煅龙骨三两　淡吴萸八钱　煨肉果二两　煨草果一两　五味子二两

为末，用大熟地十六两，大洋参十二两，嫩黄芪十二两，龙眼肉八两，熬膏和丸，每早晚服三钱，开水下。

痢成休息，本是缠绵，气伤则白，血伤则赤，痢下纯血，血分受伤，起自客冬①，暮春未已。大和中土，培补胃关，共服十有六剂，痢势十减六七。第尊年胃气易伤，饮食颇减，宜停煎剂，以丸缓图。

大熟地八两　淮山药四两　人参一两　陈橘皮两半　炙升麻五钱　炙甘草八钱　五味子二两　赤石脂三两　煨木香五钱

为末，地榆六两，煎水叠丸，早晚服三钱，开水下。

蒋宝素曰：痢疾者，注下赤白，里急后重，腹痛昼夜无度，数至圊②而不能便，乃暑湿食毒郁蒸酝酿于脏腑肠胃膜原连络之间，津液脂膏化为脓血，渗入肠中而下，盖痈疽流注疮疡之

---

① 客冬：去冬。
② 圊（qīng 青）：厕所。

类，即《内经》肠澼之证也。

《素问·生气通天论》曰：因而食饱，经脉横解，肠澼为痔此即痢与外症相通之意。又《脉要精微论》曰：脉数动一代者，病在阳之脉也，泄及便脓血脓血二字明与痈疡相似。又《通评虚实论》曰：肠澼便血，身热则死，寒则生此与痈疡逆顺相似。又曰：肠澼下脓血，脉悬绝则死，滑大则生此与痈疡阳症阴症意合。又《太阴阳明论》曰：饮食不节，起居不时者，阴受之，入五脏则䐜满闭塞，下为飧泄，久为肠澼可见暑湿食毒薰蒸酝酿于藏府之间，脂液化为脓血而为肠澼。又《六元正纪大论》曰：风湿交争，注下赤白。又《至真要大论》曰：少阳在泉，火淫所胜，注下赤白此风湿相火伤于阴络，血液化为赤白，即痈疡化脓之意。此《内经》诸篇分明以痢疾与痈疡相似，曰肠澼为痔，曰便脓血，尤彰明较著者。《难经》云：溲而便脓血此以痢之赤白名脓血，即是痈疡之类。《金匮要略》云：脉数而渴，今自愈，设不瘥，必清脓血，以有热故也《伤寒论·厥阴篇》与此同。按《伤寒论》云数脉不时则生恶疮，与此意合。又云：下痢便脓血者，桃花汤主之《伤寒论·少阴篇》同。此《难经》、《金匮》论证论治与痈疡相合。

《北史》载司马膺之患痢，十七年不愈。巢元方论休息痢之乍发乍止，肠蛊痢之先赤后白，连年不愈。此上二条即痈疡成漏之属。孙思邈云：藏毒为痢。《唐太宗实录》云：太宗苦于气痢，服乳煎荜拨而愈牛乳半斤，荜拨三钱，煎服。雷敩云：阳①虚久痢，须假草零草零即五棓子，为末调服。赵潜《养疴漫笔》云：宋孝宗食湖蟹，患痢，用藕节捣烂，酒调服而痊。《夷坚志》云：暑毒在脾，湿气连脚。不泄则痢。不痢则疟。独炼雄黄。

---

① 阳：《证类本草》卷一引《雷公炮炙论序》作"肠"。

蒸饼和药。甘草作汤，服之安乐。寇宗奭云：洛阳女子耽饮，多食鱼蟹，畜毒在脏，大便脓血，诸药不应，如此期年，垂命待尽。或教服人参散而愈人参、椿根皮各一两，为末，每服二钱，开水调下。刘河间云：下痢赤白，俗言寒热相兼，其说尤误。如热生痈疡而出白脓，岂可以白为寒软？由其在皮肤之分，属肺金，故色白也。次在血脉之分，属心火，故色赤也此即痈疡化脓之理。李东垣云：肠澼为水谷，与血另作一派，如唧桶涌出此即痈疽出头之意。朱丹溪云：赤属血，白属气，下如鱼脑者半生半死，下如尘腐色者死，下纯血者死，下如屋漏水者死此与痈疽败症无异。张景岳云：痢之脓垢非糟粕，乃附肠着脏之脂膏，皆精血之属也此即痈疽化脓之理。吴又可云：温疫愈后及战汗后，反腹痛里急，欲作滞下也此即留热发病遗之意。又曰：下痢脓血，更加发热而渴，此疫痢兼症此即热极生痈之意。此上十一条论痢疾证治之理，正与痈疡机宜暗合，但未有直言痈疖流注疮疡之属生于膜原，连络肠胃之间，脓血内溃，渗入肠中，漂澼而下，为痢之赤白者。由是观之，治痢之法，当参入治痈之义。如痢之初起用芍药等汤，即痈疽初起宜攻之意也；正气偏虚用补中益气等汤，即痈疽托里之意也；旷日持久用收涩等法，即痈疡合口之意也。如痢之所忌，身热脉大，禁口不食，亦痈疡之所忌也；痈疡所忌，脓色清稀尘腐，如屋漏水，亦痢疾之所忌也。前贤治痢诸方已备，今参以治痈之法，无遗义矣。然治法多歧，恐滋惑乱，兹约三法，可以类推，一曰攻发，二曰托补，三曰收涩。如有表，败毒散、小柴胡汤等；无表，芍药汤、承气汤等，皆攻发之剂也。气虚，四君子汤、补中益气汤等；血虚，四物汤、六味地黄汤等，皆托补之剂也。滑泄休息，桃花汤、养脏汤、椿根皮、罂粟壳、乌梅、诃子等，皆收涩之剂也。若《医话》新制痢疾三方，探本穷源，从博反约，更无出其右者。

略曰：道光甲午，余祖母氏杨，年九十五，凉秋九月患痢，如鱼肠屋漏水，昼夜无度，色臭腐败，脚缩不伸，足胫红肿，若肠痈之状。知其不起，未敢进药，八日而卒<small>自九月初六至十三亥时终</small>。又叔母氏王，年六十六，于己亥秋杪<small>①</small>病，亦如是而卒<small>自九月初十至十八寅时终</small>。又余女年甫五岁，亦于是月病此而卒。余以是知痢即内痈，赤白即脓血，而著此论也。

痢疾论列方：

败毒散<small>三十一</small>

大承气汤<small>三十五②</small>

桃花汤<small>五十一</small>

四君子汤<small>四十八</small>

芍药汤<small>四十七</small>

四物汤<small>八</small>

补中益气汤<small>四十九</small>

六味地黄汤<small>五十</small>

小柴胡汤<small>三十三</small>

养脏汤<small>五十二</small>

① 秋杪（miǎo 秒）：秋末。

② 五：原作"四"，据卷八本文改。

卷第十一

霍乱第十一

《椿田医话》曰：**黄土汤**，主治霍乱吐泻。此证多在夏秋，乃暑湿食郁于中，胃传化失常，气乱味变，正不容邪，犯上则吐，犯下则泻。既吐且泻，邪有出路，故湿霍乱为轻，多生；若上不得吐，下不得泻，邪无出路，故干霍乱为重，多死。霍乱既因暑湿而得，而复有寒者，因暑贪凉，过食瓜果故也。夏月加香薷一钱，三秋加蓼花根一两，虚则加冬白术钱半土炒，实则加鸡心槟榔一钱，寒则加理中丸五钱同煎，热则加四苓散五钱同煎。干霍乱，本方两剂，加炒盐一两，童子小便一小碗，多服，以手指按舌根探吐，得吐即泻，吐泻后去炒盐、童便，照常煎服。忌稠粘粥，食宜老米汤及老米粥，三日后方可食新米。并治转筋霍乱。

净黄土二两　广藿香二钱　生木香八分　宣木瓜二钱　陈橘皮一钱　紫厚朴八分　白扁豆三钱　活水芦根二两

长流水煎。

前哲掘壁下成坑，灌水搅浑取起，名地浆，治干湿霍乱，洗尽腹中秽浊，甚善。今用黄土为主，加藿香、木香之芳香以解秽浊，木瓜和胃舒筋以杜转筋，陈皮调畅气机，厚朴、扁豆消暑去湿，芦根致胃清和，犹是地浆之意，而胜于墙阴之不洁远矣。

《春秋考异邮》①曰：襄公朝于荆，士卒度岁，愁悲失时，泥雨暑湿，多霍乱之病。

《汉书》曰：淮南王上书云：南越多霍乱之病见《太平御览》七百四十三卷。

柳子厚②曰：元和③十一年十月得霍乱，上不可吐，下不可利，出冷汗三大升许，气即绝。河南房伟传此方，入口即吐，绝气复通。用盐一大匙熬令黄，童子小便一升合和，温服，少顷吐下，即愈也。

《九峰医案》曰：客忤霍乱，内有所伤，伤其七情，外有所感，感于六气，阴阳乖错，吐泻交作，吐则伤阳伤胃，泻则伤阴伤肾。吐泻时幸服理中，得有转机。今经二十日，胸次胀满，口干非渴，脉弦无力。阳不生阴，阴不化气，阴阳俱亏，五液俱耗，乙癸同源是理。第肾阴不足以制肝阳，肝志为怒，怒则气上，气填胸膈，非食滞可比。肝无补法，补肾即所以补肝。人身之阴阳，阳者亲上而外卫，阴者亲下而内营，难成而易亏，补之非易。无阳则阴无以生，无阴则阳无以化，必得益气生阴，阴从阳化，肾气通于胃，阴精上蒸，清阳开展，自入佳境，二气两协，其平上下，互相流贯，自无否象。公议生脉、八味益火之原，壮水之主，从阴引阳，从阳引阴，是否候酌。

大熟地八钱　粉丹皮三钱　福泽泻三钱　淮山药四钱　云茯苓三钱　山萸肉四钱　制附子一钱　油肉桂八分　人参二钱　大麦冬

---

① 春秋考异邮：纬书名，约出于东汉，原书佚，《春秋谷梁传》唐杨士勋疏及宋代《太平御览》皆有引用。清代乔松年有辑本，自《太平御览》中辑出。

② 柳子厚：即柳宗元。柳宗元字子厚，因称。

③ 元和：唐宪宗年号，公元806至820年。

三钱　北五味一钱

　　肝脉渐和，胃脉尚软，夜来半窹半寐，二气渐有和顺之机。素本肾亏虚寒之体，真阳不健，值大病之后，二气交伤，五液互损，脏腑之气何由骤复？补阴之品，无过熟地。但守补则中枢易钝，得桂附走而不守，达肾火之窟，蕴生中土，方能化液生阴，不独不闷不滞，且于肾胃有赞襄①之功，所谓补肾则胃开，补命则脾健。清晨用原方略为加减，培补命肾之阴阳，午后以养胃生阴之品，阴阳交济之法，循理之至，似无背谬，候正诸明哲。

　　大熟地八钱　粉丹皮三钱　福泽泻三钱　淮山药四钱　云茯苓四钱　山萸肉四钱　制附子八分　油肉桂五分　人参一钱　淡苁蓉三钱　福橘皮一钱　大麦冬三钱

　　午后服养胃生阴方

　　南沙参八钱　野白术三钱　大白芍三钱　生甘草五分　金钗石斛五钱

　　夜寐初醒，偶虑事情，扰动心火，舌中作燥。照本方去肉桂、茯苓，减附子四分，加酸枣仁、白茯神各三钱，午后仍服养胃生阴方。

　　立秋后四日，脉神形色俱起，脾胃渐苏。大病新瘥，脏腑初和，二气未定，全在静养工夫。当守摇精劳形之戒，澄心息虑，恬憺虚无，乃善后之良谋，五内得太和之气，自臻康豫②。拟方仍候酌。

　　大熟地八钱　淮山药四钱　山萸肉四钱　云茯苓三钱　福橘皮

---

①　赞襄：辅助。
②　康豫：康健。

一钱　人参一钱　酸枣仁三钱　当归身三钱　五味子一钱

　　大病新瘥，脏腑初和，脾胃苏而未振，不宜思虑烦劳。七情之伤虽有五脏之分，不外心肾，天地造化之理，无非静定。静则神藏，无为自化，阴平阳秘，精神乃治。食入于阴，长气于阳。阳气者，若天与日，失其所则折寿而不彰，故天运当以日光明①。前以从阴引阳，从阳引阴，水升火降，诸恙悉平，兹以黑归脾②加减，从心脾肾主治。待中枢大展，饮食加增，再以斑龙丸培补命肾之元阳，以化素体之沉寒痼冷，乃有层次。然否，仍候酌。

　　大熟地四两　人参五钱　野白术二两　炙甘草五钱　当归身二两　酸枣仁二两　远志肉一两　白茯神二两　煨木香三钱　淮山药二两　山萸肉二两

　　为末，龙眼肉三两，煎水叠丸，早晚服二钱，开水下。

　　蒋宝素曰：霍乱者，霍然变乱非常，胸腹互痛，吐泻交作。乃湿郁于中，气机不运，升降道阻，水谷不化，气乱味变于肠胃之间，郁极而发，兼六化之证也。有不得吐泻者，即名干霍乱，乃湿郁之甚也。《灵枢·经脉》篇曰：足太阴厥气上逆则霍乱。《素问·气交变大论》曰：岁土不及，民病飧泄霍乱。又《六元正纪大论》曰：土郁之发，心痛胁䐜，呕吐霍乱。又云：太阴所至，为中满霍乱吐下。又云：不远热则热至此即因热化热之据，热至则身热，吐下霍乱。此《内经》诸篇俱以太阴湿土动变成霍乱，盖湿从土化，土无成位，湿无专证，而有六化之别焉，遇热化热，遇寒化寒，因表化表，因里化里，因虚化虚，

---

　　①　阳气……光明：语出《素问·生气通天论》。
　　②　黑归脾：黑归脾汤，归脾汤加熟地而成，见清代顾锡《银海指南》卷三。

因实化实。故仲景《伤寒论·辨霍乱条》曰：霍乱，头痛发热，身疼痛，热多欲饮水者，五苓散主之。此湿从热化也。又云：寒多不欲水，理中丸主之。此湿从寒化也。又云：吐利止而身痛不休者，宜桂枝汤小和之。此因表化表也。又云：既吐且利，小便复利而大汗出，下利清谷，内寒外热，脉微欲绝者，四逆汤主之。此因里化里也。又曰：恶寒脉微而复利，利止亡血也，四逆加人参汤主之。此因虚化虚也。又云：下利后当便鞕①，鞕则能食者愈。此因实化实也。岂可执一乎？《易说》② 曰：谷雨，气当至不至，则多霍乱。此亦湿从寒化也。《汉书》淮南王上书云：南越多霍乱之病。此亦湿从热化也。《春秋考异邮》曰：襄公朝于荆，士卒度岁，愁悲失时，泥雨暑湿，多霍乱之病。此亦湿从热化而兼七情也。葛稚川③以饮食生冷肥腻酒鲙而当风履湿，薄衣露坐，或夜卧失覆所致④，亦从湿食动变而起。巢元方以温凉不调，阴阳清浊二气有相干乱之时，其乱在于肠胃之间，因遇饮食而变发⑤，又宗仲景之意，以挟风而实者身发热，头痛体疼而复吐利，虚者但吐利，心腹刺痛而已，又宗稚川，以饮酒食肉腥脍生冷过度，因居处不节，或露卧湿地，或当风取凉，而风冷之气归于三焦，传于脾胃，又以干霍乱是冷气搏于肠胃，又以霍乱转筋是冷气入筋大吐下之后，阴阳俱虚，其血气虚极，则手足逆而营卫不理，冷搏于筋，则筋为之转。此湿因风寒之证，乃六化之一也。夫干霍乱不得吐泻

医略十三篇

九二

---

① 鞕：同"硬"。《玉篇·革部》："鞕，坚也，亦作'硬'。"

② 易说：《周易》注释之一，清代田嘉谷撰。

③ 葛稚川：即葛洪。葛洪字稚川，因称。

④ 饮食……所致：语本《肘后备急方》卷二。

⑤ 温凉……变发：语本《诸病源候论》卷二十二。

者，乃湿郁兼六化之甚也。转筋者，在吐泻之前因实因热也，在吐泻之后因虚因寒也。柳子厚得干霍乱，用炒盐和童便服之，取吐即泻而愈，此开湿郁之甚，治法精良。陈无择所论与巢元方同。刘河间以热气甚则传化失常而吐泻霍乱，火性燥动故也，又云一切霍乱吐泻，通宜五苓散、益元散，又云转筋吐泻者其气有三，曰风火湿也，又云此证或先五苓、益元、桂苓甘露饮，乃吐泻之圣药也，慎毋与粟米粥。此湿因暑热之证，乃六化之一也。易水老人①亦以霍乱转筋吐泻乃阴阳交错不和，不可与分毫粥饮。张子和以风湿暍为主，申明巢氏之非，默契河间之意，伟王冰脾热之语，盖不知霍乱皆以湿为主而有六化之别。巢氏所论湿，因风寒化也。河间所论湿，因暑热化也。二公俱未悉六化之变。若王冰，不过注《素问》经文之一端耳。《丹溪心法》霍乱吐泻用二陈汤加减作吐，以提其气，切莫与谷食，亦有可下者。转筋不住，男子以手挽其阴，女子以手牵其乳，是皆良法。又云：转筋皆属乎血热，四物汤加酒炒黄芩、红花、苍术、南星。亦未分转筋在吐泻前后有寒热之别。戴复庵②言挥霍变乱，起于仓卒，宜苏合香丸，继进藿香正气散，加木香五分，论治可采。王肯堂言霍乱转筋，舌卷囊缩，及霍乱后遗尿不语、膏汗③如珠、躁欲入水、四肢不收等证皆不治，宜须详审。张景岳言夏秋之交，乍凉乍热，阴阳相驳，人于此时，凡衣被口腹最宜节慎，少有不调，为驳杂之气所侵，则霍乱吐泻所由生也。亦宜留意。《医案》论霍乱之后用补剂收功，亦因虚化虚之意。《医话》新制黄土汤专以治湿为主，符于经旨，切

---

① 易水老人：即张元素。张元素字洁古，人尊为易水老人，因称。
② 戴复庵：即戴元礼。此下所引见戴元礼《证治要诀》卷一。
③ 膏汗：汗黏如脂。

于时用，足称良剂。

略曰：《内经》霍乱本以太阴湿土为主，因表里寒热虚实而有六化之变，是证多见南方及夏秋之交，湿郁可据。六化之别，仲景详言之矣。后世或执寒以非热，执热以非寒，可谓不能举一以反三，而反执一以废其五也。

霍乱论列方：

理中丸五十三

四物汤八

苏合香丸六

藿香正气散十七

四苓散五十四

斑龙丸五十五

五苓散十六

桂枝汤五十六

四逆汤五十七

四逆加人参汤五十八

益元散五十九

桂苓甘露饮六十

二陈汤六十一

卷第十二

沙蜮第十二

《椿田医话》曰：**射影丸，**主治射工、沙虱、溪毒诸证。其病与伤寒、温疫、霍乱、瘴气相类，但手足逆冷者是，甚至手足麻木不仁，冷过肘膝。道光辛巳秋七月，沙毒流行，两足先麻木当时流俗名麻脚瘟，继之腹痛吐泻，肢冷脉伏，剧则大汗身冷，脉脱目陷，四肢瘛疭，须臾不救。因制此方，服之良愈，外以含沙散臭①鼻取嚏。

或曰：闺中妇女多罹此疾，何含沙射影之有？曰：射工沙虱，致毒于水草之间，灌田浇菜，浸润方土，潜通地脉，流入泉源，何所不可？且此气盛行之年，亦可凌空而至。南方更有蛇毒，其害尤甚。又方土沙气升腾，高于岑楼②，因夏秋气候炎热，莫之能见，妇女坐受其气，非男子运行可比。且妇女阴体，易感阴毒，以故受病多于男子。

今人感之，微者头疼身痛，形神拘倦，欲吐不吐，四肢闭逆，或腹痛欲泻。令人挤眉心、人中、承浆、颈项、胸前、背后，出见红斑如枣大，重则色紫，顷刻即愈，名曰挤沙，相沿成俗。即感受风寒，亦有挤沙而愈者，盖挤沙有发汗之意，在内为血，发外为汗，汗即血故也。

香白芷一两　大贝母一两　生甘草五钱　大蒜头一两　青黛一两　明雄黄五钱　犀角五钱　山慈姑一两　苍耳子一两　厚朴一两

---

① 臭（xiù 秀）：同"嗅"。《集韵·宥韵》："臭，逐气也。"
② 岑（cén 涔）楼：小而尖顶的高楼。

紫背萍一两　射干一两　白知母一两　枯矾末五钱　朱砂五钱　紫菀茸一两　槟榔一两　雷丸一两　虎珀①五钱　龙齿五钱　鬼箭羽一两　羚羊角五钱　草果仁五钱　麝香五钱

为细末，水叠丸，每服三钱，开水下。

含沙散，主治沙毒，吹入鼻中取嚏。

生大黄六两　公丁香一两五钱　明天麻三两　牙皂角三两　丹砂四两　明雄黄四两　麻黄三两　冰片三钱　麝香三钱　苍术三两　蟾酥一两　香白芷三钱　草果仁一两五钱

共为极细末，磁②瓶收贮。

《周礼》壶涿氏掌除水虫，以抱土之鼓驱之，以焚石投之③。

《诗》曰：为鬼为蜮，则不可得④。蜮，虫名。《诗》注名含沙，《诗》疏名射影，又名水弩，《广雅》名短狐，《玄中记》⑤名水狐，《博物志》名射工，《酉阳杂俎》⑥名抱枪。其形似蛣蜣⑦，头有一角，长寸余，角上有四歧，黑甲，下有翅，能飞，足角如弩，以气为矢，因水势含沙射人影成病。沙证之因，盖由此也。《五行传》曰：南方淫惑之气所生，故谓之蜮。

《玄中记》曰：水狐虫长三四寸，其色黑，广寸许，背上有甲，厚三分，其口有角，向前如弩，以气射人，去二三步即中人，十死六七也。又曰：视其形虫也，见其气鬼也⑧。

---

① 虎珀：琥珀。

② 磁：通"瓷"。《五杂俎·物部》："今俗语窑器谓之磁器者，盖河南磁州窑最多，故相沿名之。"

③ 壶涿……投之：语本《周礼·秋官》。

④ 为鬼……可得：语出《诗经·小雅·何人斯》。

⑤ 玄中记：晋代郭璞所撰志怪小说。

⑥ 《酉阳杂俎》：唐代段成式所撰笔记小说。

⑦ 蛣（qī 七）蜣：蜣螂。

⑧ 见其气鬼也：《玄中记》作"其气乃鬼也"。

《博物志》曰：射工，江南山溪水中甲虫也，长一二寸，口有弩形，以气射人影，令人发疮，不治杀人。

《南中志》① 曰：永昌郡有禁水，惟十一二月可渡，余月则杀人，其气有恶物作声，不见其形，中人则青烂，名曰鬼弹。

《文选》② 鲍明远③诗曰：含沙射流影，吹蛊病行晖。

郭义恭《广志》④ 曰：沙虱在水中，色赤，大不过虮，入人皮中，杀人。

《录异记》⑤ 曰：潭、袁、处、吉等州有沙虫，即毒蛇鳞甲中虫。蛇被苦毒，入急水中碾出。人中其毒，三日即死。

《九峰医案》曰：客忤沙氛，挥霍撩乱，吐泻交作，三焦俱伤，身冷脉伏，柔汗不收，目赤如鸠，溲红如血，浑如中毒，危在须臾。勉拟元戎法，尽其心力。

人参二钱　冬白术三钱　炙甘草五分　炮姜灰五分　煅石膏一两　红蓼花梗一两

地浆水煎。

沙氛袭络，遍身苛痹，肢尖逆冷，胸喉气不展舒，六脉细涩无力，正气六和加减。

藿香梗二钱　老苏梗一钱　荆芥穗一钱　云茯苓三钱　炙甘草五分　制半夏钱半　福橘皮一钱　宣木瓜一钱　川厚朴八分　大腹皮一钱

---

① 南中志：晋代常璩撰《华阳国志》，卷四为"南中志"，未见此下文字。《本草品汇精要续集》卷七下亦引作"南中志"，与此下文字同。

② 文选：南朝梁昭明太子萧统等所编文学总集，亦名《昭明文选》。

③ 鲍明远：即鲍照，字明远，南朝宋人，有《鲍参军集》。

④ 广志：晋代郭义恭撰，多载南方风土物产，原书佚，部分内容见《齐民要术》，清代黄奭有辑本。

⑤ 录异记：唐末杜光庭纂，十卷，《正统道藏》中存八卷。

烦闷欲吐，颠痛，肢尖冷，脉细涩，沙候也。

法制半夏四钱　芦根二两

甘澜水煎。

蒋宝素曰：沙毒者，本书创立，《内经》所无，见于《诗》《礼》，方书所略，近代多有，乃南方沙土水湿溪涧虫蛇沙虱毒气中人为患，类乎中毒之证也。

《周礼》有掌除水虫之氏。《诗》云：为虫为蜮，则不可得。蜮乃含沙射影水狐等之总名，能致人病。蜮，惑也，故《金匮要略》本之于《诗》，有狐惑之证，以虫毒蚀于喉为惑，蚀于阴为狐。《博物志》言射工以气射人影，令人发疮，不治杀人，亦本于《诗》义。《南中志》永昌郡有禁水，人不可渡，有物作声，不见其形，中人即死。此从射工而广之，则水亦能病人，不待含沙射影。鲍明远诗曰：含沙射流影，吹蛊病行晖。又从而广之，则其气亦可凌空而至。葛洪《肘后方》溪毒中人，一名中水，一名中溪，一名水病，似射工而无物，与《南中志》禁水同。又曰：江南射工毒虫，在山间水中，人行或浴，则此虫含沙射人形影为病。此承《诗》与《金匮》《博物志》而言。又葛洪《抱朴子》云：山水间多沙虱，甚细，略不可见，人入水中及阴行草中，此虫多着人，钻入皮里，令人皮如芒刺，三日后寒热发疮，虫渐入骨，则杀人。又以类推而有沙虱之证。巢元方采诸家之说，有含沙、沙虱、水毒、溪温诸证甚详。《丹溪心法附余》因腹痛有绞肠沙证，用樟木、矾、盐等汤探吐，并刺委中出血，论治精详。李时珍《本草纲目》有挑沙、刮沙之说，其法益备。张景岳用磁碗边蘸滚水、香油，刮背心，从上之下，尤为该简①。《医案》从客忤霍乱中寻出沙证，证无逃隐；《医话》制含沙散射影丸，治无遗义。

略曰：沙证，盖本含沙射影、沙虱着人之义。然不近含沙、沙虱而染沙证者，则有禁水、吹蛊、溪毒之属，即含沙、沙虱之类随方土变更，其气上腾，与六淫相等，不必泥射影而着人。往古所略，近代详焉。至《医话》含沙散射影丸，诚对证之良方，无出其右者。

---

① 该备：完备而简明。该，具备。

卷第十三

瘴气第十三

《后汉书·马援列传》曰：援在交趾，尝饵薏苡实，云能轻身省①欲，以胜瘴气也。

《活人书·三昧论》曰：食饮有节，起居有常，则邪气不能为害。彼道路崎岖，人烟疏阔，水浆不洁，酒炙多腥，饮食起居未免乖度，况复有阴阳相搏之气乎？故曰瘴气惟染劳役伤饥之人者此也。

《圣济总录》曰：岭南朴蛇瘴，一名锁喉瘴，项大肿痛连喉，用赤足蜈蚣一二节研细，水下即愈。

巢元方曰：夫岭南青草黄芒瘴，犹如岭北伤寒也。南地暖，故太阴之时草木不黄落，伏蛰不闭藏，杂毒因暖而生。

又曰：瘴疟病生于岭南，带山瘴之气，其状发寒热，休作有时，皆由山溪原②岭嶂湿毒气故也。其病重于伤暑之疟。

杨士瀛③《直指方》曰：瘴疟，一名蛇瘴，蛮烟瘴雨之乡多毒，人有不伏水土风气而感触之者，数月以还，必发蛇瘴。惟赤足蜈蚣最能伏蛇，为上药，白芷次之。

大梁李待诏④《瘴疟论》曰：岭南既号炎方而又濒海，地

---

① 省：原作"资"，据《后汉书·马援列传》改。

② 原：《诸病源候论》卷十一作"源"。

③ 杨士瀛：宋代三山（今福州）人，字登父，号仁斋，精医学，著有《仁斋直指方论》《仁斋直指小儿方论》等。

④ 李待诏：即李璆，字西美，宋代汴梁（今开封）人，官至徽猷阁直学士、四川安抚制置使，有《瘴疟论》，原书佚，今见宋元间释继洪《岭南卫生方》卷上。待诏，有技艺而供奉内廷者。

卑而土薄。炎方土薄，故阳燠①之气常泄；濒海地卑，故阴湿之气常盛。二气相搏，此寒热所由作也。阳气泄，故冬无霜雪，四时放花，人居其地，气多上壅，肤多汗出，腠理不密，盖阳不反本而然；阴气盛，故晨夕雾昏，春夏淫雨，一岁之间，蒸湿过半，三伏之内，反不甚热，盛夏连雨，即复凄寒，饮食衣服药食之类，往往生醭②，人居其间，类多中湿，肢体重倦，又多脚气之疾，盖阴常偏胜而然。阴阳之气既偏而相搏，故人亦因之而感受其寒热不齐之病也。又阳燠既泄，则使人本气不坚，阳不下降，常浮于上，故病者多上脘郁闷，胸中虚烦。阴湿既盛，则使人下体多寒，阴不上升，常沉而下，故病者腰膝重疼，腿足寒厥。余观岭南瘴疾证候虽或不 ·，然大抵阴阳各不升降，上热下寒者十有八九。况人身上本属阳，下本属阴，兹又感此阳燠阴湿不和之气，自多上热下寒之证也。得病之因，正以阳气不固，每发寒热，身必大汗。又复投之以麻黄、金沸③、青龙等汤，再发其表，则旋踵受毙。甚者又以胸中痞闷，用利药下之，病人下体既冷，下之则十无一生。若此者，医害之也。其时余染瘴疾，全家特甚，余悉用温中固下升降阴阳正气之药，十治十愈。二仆皆病胸中痞闷烦躁，昏不知人，一云愿凉药清膈，余审其证，上热下寒，皆以生姜附子汤冷温服之，即日皆醒，自言胸膈清凉，得凉药而然也，实不知附子也。翌日各与丹朱丸④一粒，令空心服之，遂能食粥。然后用正气、平胃等药，自尔遂得平安。更治十数人，皆安。盖附子用生姜

---

① 燠（yù 欲）：热。
② 醭（bú 逋阳平）：霉斑。
③ 金沸：指金沸汤，见《蒿崖尊生全书》卷八。
④ 丹朱丸：《岭南卫生方》卷上作"丹砂丸"。

煎，既能发散，以热攻热，又能导虚热向下焦，除宿冷，又能固接元气。若烦闷者放冷服之，若病烦躁，不好饮水，反畏冷不能饮者，皆其虚热，非真热也，宜姜附汤。沈存中①治瘴用七枣汤，正与此同，亦一服而愈。有用术附汤而病益甚，盖术附相济，能固热气，不能发散，惟附子一味为最妙②。又曰：或有脉证实非上热下寒，而目黄赤者③，不可用附子。脉若浮洪而数，寒热往来，无汗，乃小柴胡汤证。若证有可疑，寒热不辨，宜服嘉禾散，若热多者，冷服之。嘉禾散能调中气，升降阴阳，治下虚中满，疗四时温疫伤寒，使无变动，虽伤暑及阳证伤寒，服之亦愈。若或寒多，服之尤宜。服二三日，即寒热之证自判，然后随证调治，无不愈者。大抵岭南之地卑湿，又人食槟榔，多气疏而不实，四时汗出，不宜更用汗药，此理甚明。亦有当汗下者，然终不多也，明者察之。

新安王棐《指迷方·瘴疟论》曰：棐读书之余，留意医学，幸得其传，颇识方脉。就辟④入南，研究此证，谓南人凡病皆谓之瘴，率不服药，惟事鬼神。夫瘴之为病，犹伤寒之病也，岂可坐视不药耶？每为中医荏苒而致不救者有之⑤。人过桂林，以南无医药，且居南之人往往多汗，上盈下空，不可用汗吐下三法，其业医者既鲜且庸，或妄用汗吐下者，是谓虚虚。方书

① 沈存中：即沈括，字存中，北宋人，著有《梦溪笔谈》，另有《良方》，后与苏轼之方合编为《苏沈良方》。

② 最妙：《岭南卫生方》卷上作"最要"。

③ 而目黄赤者：《岭南卫生方》卷上作"面色目睛赤黄"六字。

④ 辟：征聘。

⑤ 每为中医荏苒而致不救者有之：《岭南卫生方》卷上作"虽曰不服药为中医，每荏苒以致不救者有之"一十八字。《汉书·艺文志》："有病不治，常得中医。"

皆谓南方天气温暑，地气郁蒸，阴多闭固，阳多发泄，草木水泉，皆禀恶气，人生其间，元气不固，感而为病，是谓之瘴。轻者寒热往来，正类痎疟，谓之冷瘴；重者蕴热沉沉，昼夜如卧灰火中，谓之热瘴。最重者一病便失音，莫知其所以然，谓之哑瘴。冷瘴必不死，热瘴久而死，哑瘴无不死，此方书之说也。然以愚意观之，所谓哑瘴者，非伤寒失音之证乎？又岂中风失语之证乎？治得其道，亦多可生，安得谓之无不死耶？若夫热瘴，乃是盛夏初秋，茅生狭道，人行其间，热气蒸郁，无林木以蔽日，无水泉以解渴，伏暑至重，因而感疾。或有饮酒而不节者，或食煎炙而积热者，偶成此证。其热昼夜不止，稍迟二三日，则血凝而不可救矣。南中谓之中箭，亦谓之中草子。然有挑草子法，乃以针刺头额及上下唇，仍以楮叶擦舌，皆令出血，徐以草药解其内热，应手而愈，安得谓之久而死耶？至于冷瘴，或寒多热少，或寒少热多，亦有迭日、间日之作。及其愈也，疮发于唇，验其证，即是外方之疟，本非重病，然每因误治而致祸，亦不可以必不死而忽之。但诊其脉息极微，见其元气果虚，即与附子汤而愈，若误投寒药，所谓承气入胃，阴盛乃亡；若脉洪盛，证候实热，宜服和解药而徐治之，若误投热药，所谓桂枝下咽，阳盛则毙。要在切脉审证，辨其寒热虚实，治之无不愈也。又人谓岭南水泉草木地气之毒，故凡往来岭南之人及宦而至者，无不病瘴而至危殆。又谓土人生长其间，与水土之气相习，外人入南必一病，但有轻重之异，若久而与之俱化，则免矣。此说固若有理，但备之以将养之法，解之以平易之药，决保无病，纵病亦易愈。且瘴之为病，土人反重，外人反轻，盖土人淫而下元虚，又浴于溪而多感冒，恣食生冷，酒馔全不知节，所以重也。然则病瘴者不可全咎风土之殊，皆人自失节养，有以致之耳。君子之居是邦也，当慎起居，节饮食，适寒温，晨酒夜食，切忌太过，或有不快，即服正气散一二剂，则脾胃自壮，气血通畅，微邪速散，又何瘴之有？

吴兴章杰①《岭表十说》：一曰：岭表之俗食槟榔，甚者日至十数枚。盖瘴疟之作，率由饮食过度，气滞痰结，而槟榔最能下气消食去痰。故人皆狃②于近利而暗于远患，此颇类北人之食酪酥，多致肤理致密，一旦病疫当汗，则塞而不得出。峤南③地热，食槟榔，故脏气疏泄，若一旦病瘴，当攻发则虚羸而不能堪，所以土人多瘠而色黄，岂全是气候所致？盖亦槟榔为患，殆勿思④耳。二曰：本草载三人触雾晨行，饮酒者独不病⑤吴又可《温疫论》引此文，谓饱食者不病，所记异也。故北人度岭，率相勉饮酒，而迁客羁士往往醺酣以自适。且岭外酒价尤廉，贩夫役卒俱得肆饮，咸谓可以辟瘴，殊不知少则益，而多则滋瘴之源也。何以言之？盖南土暑湿，嗜酒则多中湿毒，兼以瘴疟之作，率因上膈痰饮，而酒则尤能聚痰。岭外谚云莫饮卯时酒，莫食申时饭，诚摄生之要也。可见酒之为物，能辟瘴以生人，亦能滋瘴以害人。然则生也死也，非酒也，顾在人也。三曰：广南每以暑毒为患者，盖一岁之间暑湿过半，使人难避而易犯。凡起居饮食少失节度，则为暑毒所中。道途之间，尤多冒暑，故土人于暑时相戒勿出。且遐荒之境，道路崎岖，而传舍饮食，皆不如欲，所以自北初至者皆云不习水土而病。及既

---

① 章杰：宋代人，宋哲宗大臣章惇之孙，曾在福建任职，著有《岭表十说》。

② 狃（niǔ 扭）：贪图。

③ 峤（jiào 叫）南：岭南。峤，特指五岭。

④ 勿思：未曾想到。

⑤ 三人……不病：语本《本草纲目》卷二十五引《博物志》。

还，则又谓之回头瘴，大率得之道路劳倦，冒犯暑气，与夫饮食居处失度也。四曰岭南寒暑之候不常，尤难于调摄，故凡居人与在路者，冬夏之衣皆不可缺，随其气候速宜增减，缓则致病。又岭外海风异常，稍中人则为病，坐卧易衣时当慎也。五曰：岭外虽以多暑为病，而四时亦有伤寒温疫之疾，其类不一。土人不问何疾，悉谓之瘴，治疗多误。或有一岁盛寒，近类中州，而土俗素无蚕绩，冬不衣绵，居室疏漏，户扃①不固，忽遭岁寒，则次年温疫必兴。医者之治温疫，亦当以本法治之此即伏邪，当详伏邪门治法治之，而随风土气候、人之强弱酌宜可也。六曰：瘴疟之作，多因伏暑伤冷所致。纵非饮食冷物，亦必寒邪感于外，饮食伤于内也。大抵伏暑浅而寒多者易治，伏暑深而热多者难治。近时北医至此，用大柴胡汤治热瘴，须是本气壮实者，乃能堪之。如土人久服槟榔，脏气既虚，往往不能服寒药，又能当此峻剂乎？然土人才见发黄，便谓不治之疾，良可哀也。七曰：北人之来岭南，婢仆多病瘴气。盖劳役之人，饮食乖度，昼多冒暑，夜多卧地，又凡事不能避忌，故先受其毙。既与之同休戚，宜加意戒之。八曰：俚俗有病必召巫觋②而祭鬼神，士大夫咸笑其信巫不信医，愚谓此可悯恻而不可笑也。夫民虽至愚，孰不思趋利避害？况性命所系，晓然易见。若医者能愈人疾，彼何不信？盖岭外良医甚鲜，药石艰难，且山谷海屿之民，何从而得医药？所以不免信巫也，岂得已哉？九曰：瘴病不一，而土人以哑瘴最为危急，其状初得之即失音，不过一二日即致不救。医家多言为极热所致，或云内蕴热而外

---

① 扃（jiōng 坰）：门闩，此指门户。
② 巫觋（xí 席）：古时巫者女称"巫"，男称"觋"。

为感寒所激。近见北医有用生附子一味愈此疾者，得非以热治热，或是发散寒气耶此即阴盛格阳之类？予尝闻有饮溪涧水中毒，令人失音，则知凡失音者未必皆瘴也。溪涧水毒，灼然有之，道路无井泉，而濒海之民与夫山行者皆饮溪涧之水，岂无邂逅遇毒者？故途人所以多病，此得非是欤此即含沙射影之类，当以沙毒门诸法治之？十曰：传云岭外多毒草，彘①食之，而人食其肉者亦毒人，所以北人度岭，多戒食彘。然岭南能致瘴毒者非止一端，岂独彘哉？顺泉云：岭南之彘，在市井者食豆与酒糟，在乡村者食糠与碎米芋苗，未有食草者。若以食草为戒，则马牛羊之肉俱不可食耶？此其不足信也。

继洪②曰：予寓岭南既久，愈知瘴疾不易用药。若身热而复寒，谓之冷瘴，不换金正气散主之。若身热胸痞，或呕或噫，大便不利者，嘉禾散。若病轻而有食积者，兼用感应丸，无食积不用。若病重者，不可妄用转利，惟当温中固下。若冬末春初因寒而作大热者，小柴胡汤。夏月因暑者，六和汤。若身极热而头极痛，脉数者，为热瘴，宜用南人挑草子法。亦不可不服药，第此证病深，最为难治。盖凉药多不可用，惟宜热药，须得法以用之，如附子汤冷服者是也，然此非工巧以处之则不可。如身热，汗不多，头痛未解，或且与和解散。如腰以上极热，腰以下稍凉，胸膈烦渴，腰腿重疼，或大便溏滑，其脉数而按之不实，此阳浮阴闭也，惟李待诏生姜附子汤最妙此阴盛格阳之属。凡初病者，以生姜附子能发散耳。若病经去汗既多，虚烦潮上，则惟恐其不敛不降，宜用熟附、干姜、沉香冷服之。

---

① 彘（zhì治）：猪。
② 继洪：宋元间僧人，号澹寮，法名继洪，著有《岭南卫生方》。

若便利则不用沉香。如烦甚则少加竹茹，渴甚多加人参、北五味，呃逆加丁香、淡竹茹。若烦躁而有异象眩惑，夜不安寝，可与温胆汤，惟大便利者不可服。若至四肢厥冷，两足冷甚，头额虚汗，时或呃逆，脉数而促，其证多危，惟以三建汤之属，能敛心液，能壮元阳，可以更生也。又有哑瘴，即热瘴之甚者，医书谓血得寒则凝泣，得热则淖溢，故热瘴面赤心热，舌破鼻衄，皆瘴热沸其血上涌所致，故宜用挑草子法。甚则血上塞其心窍，故昏不能言，或但噫噫作声，即哑瘴也。治此者当散其血，用局方黑神散，立见神效。其或涎迷心窍而舌强者亦有之，却非真哑瘴也。及兼风痰之证者，俱当审察而后用药。

杨仁斋曰：瘴疟，挟岚瘴溪源蒸毒之气致然也。自岭以南，地毒苦炎，燥湿不常，人多瘴疟，其状血乘上焦，病欲来时令人迷困，甚则发躁狂妄，亦有哑不能言者，皆由败血瘀于心，毒涎聚于脾。

戴复庵曰：近时因寒热发作，见其指甲青黑，遂名曰沙，或戛①或挑，或灌以油茶，且禁其服药。此病即是南方瘴气，生料平胃散加草果、槟榔，正其所宜。岂有病而无药者哉？

蒋宝素曰：瘴气者，经旨所无，乃岭表方隅之疾，炎蒸湿郁，虫蛇毒气上腾如雾，中人为患，类乎伏邪痎疟沙毒之证也。

《后汉书》有薏苡解瘴之说，治其湿也。《圣济总录》、杨士瀛《直指》有蛇瘴之名，用赤足蜈蚣、白芷治之，竟作蛇毒。《活人·三昧论》、巢元方、杨仁斋有阴阳相搏之气，杂毒因暖而生岚瘴溪源蒸毒之语，亦以炎蒸气毒为主。王棐、继洪有寒瘴、热瘴、哑瘴之辨及挑草子法，分其形证论治。沈存中、李

---

① 戛（jiá颊）：刮。

待诏每用附子奏捷。盖岭南阳气外越，证多阴盛格阳，扶阳抑阴近理。然又云目黄赤者不可用附子，亦有当汗下者，则此中表里寒热虚实无所不有，当以伏邪痎疟沙毒诸法参治，吴兴章杰《岭表十说》颇详。戴复庵言寒热作时、指甲青黑，是南方瘴气。诸家所论如是，余亦未历其境，难凭臆说，故业师《医案》、家君《医话》均未及此，谨录前哲精义于此，以俟国工君子。

略曰：砭曲池出血，北人谓之打寒，治伤寒温疫。刺头额、上下唇出血，岭南谓之挑草子，治瘴气。挤眉心、承浆、胸前、背后出红斑，近代谓之挤沙，治感冒或用碗蘸香油刮诸处，名刮沙，亦有用针挑者。三者相似，然瘴与沙更近，则沙毒门射影丸、含沙散治瘴可通用也。

瘴气论列方：

生姜附子汤六十二

丹朱丸未考

七枣汤六十三

小柴胡汤三十三

嘉禾散六十四

附子汤六十五

正气散六十六

大柴胡汤三十八

不换金正气散六十七

感应丸六十八

六和汤十五

和解散六十九

温胆汤七十

医略论列方

十全大补汤一：大熟地　人参　云茯苓　当归身　川芎　炙甘草　冬白术　白芍　炙黄芪　肉桂　生姜　大枣

侯氏黑散二：黄菊花　冬白术　北细辛　云茯苓　煅牡蛎　苦桔梗　青防风　人参　枯矾　当归身　干姜　黄芩　川芎　桂枝

上十四味为末，酒服方寸匕。

风引汤三：生大黄　干姜　煅龙骨　炙甘草　桂枝　煅牡蛎　寒水石　滑石　赤石脂　白石脂　紫石英　煅石膏

上十二味为末，取三指撮，井华水煎，温服。

续命汤四：麻黄　桂枝　当归身　人参　干姜　煅石膏　炙甘草　川芎　苦杏仁

玉屏风散五：炙黄芪　青防风　冬白术

苏合香丸六：冬白术　青木香　乌犀角　制香附　公丁香　丹砂　诃黎勒　白檀香　安息香　麝香　荜拨　龙脑　沉香　苏合香油各二两　熏陆香一两

上十五味为末，炼蜜丸龙眼大，蜡①壳收藏。

地黄饮子七：大熟地　制附子　云茯苓　巴戟天　石斛　远志肉　山萸肉　肉苁蓉　五味子　肉桂　石菖蒲　麦冬

上十二味，等分为末，每服五钱，生姜一片，大枣一枚，薄荷少许，煎服。

四物汤八：大熟地　当归身　川芎䓖　白芍药

---

① 蜡：原本作"腊"，据集成本改。

白虎加人参汤九：生石膏　生甘草　知母　人参　粳米

一物瓜蒂散十：瓜蒂即甜瓜蒂，今世所谓香瓜是也。

大顺散十一：肉桂　干姜　苦杏仁　炙甘草

清暑益气汤十二：人参　冬白术　苍术　炙黄芪　炙甘草
当归身　麦冬　五味子　陈橘皮　青皮　葛根　黄柏　升麻
福泽泻　神曲

生脉散十三：人参　麦冬　五味子

黄连香薷饮十四：香薷　厚朴　白扁豆　川黄连

六和汤十五：云茯苓　炙甘草　人参　制半夏　藿香梗　白
扁豆　宣木瓜　苦杏仁　砂仁　生姜　大枣

五苓散十六：云茯苓　猪苓　冬白术　福泽泻　肉桂

藿香正气散十七：苏叶　藿香　桔梗　白芷　大腹皮　制半
夏　云茯苓　炙甘草　冬白术　厚朴　生姜　陈皮

麻黄加术汤十八：麻黄　桂枝　炙甘草　杏仁　冬白术

麻黄杏仁薏苡甘草汤十九：麻黄　杏仁　薏苡仁　炙甘草

防己黄芪汤二十：防己　黄芪　冬白术　炙甘草

桂枝附子汤二十一：桂枝　制附子　炙甘草　生姜　大枣

白术附子汤二十二：冬白术　制附子　炙甘草　生姜　大枣

苍术白虎汤二十三：苍术　石膏　知母　生甘草　粳米

甘草附子汤二十四：炙甘草　制附子　冬白术　桂枝

玉壶丹二十五：石硫黄，入猪大肠内，煮肠烂为度，蒸饼
为丸

薛立斋加减金匮肾气丸二十六：大熟地　粉丹皮　福泽泻
淮山药　山萸肉　云茯苓　制附子　肉桂　车前子　怀牛膝

滚痰丸二十七：黄芩　大黄各八两　沉香五钱　煅礞石一两
水叠丸。

犀角地黄汤二十八：犀角　大生地　牡丹皮　赤芍

调胃承气汤二十九：生大黄　玄明粉　生甘草

九味羌活汤三十：羌活　防风　川芎　白芷　北细辛　苍术
黄芩　大生地　炙甘草　生姜　葱白

活人败毒散三十一：羌活　独活　柴胡　前胡　人参　云茯
苓　枳壳　川芎　炙甘草　桔梗　生姜

柴葛解肌汤三十二：柴胡　葛根　羌活　白芷　黄芩　芍药
桔梗　甘草

小柴胡汤三十三：柴胡　黄芩　人参　炙甘草　制半夏　生
姜　大枣

达原饮三十四：槟榔　厚朴　草果仁　知母　黄芩　炙甘草
赤芍　生姜

大承气汤三十五：大黄　芒硝　枳实　厚朴

小承气汤三十六：大黄　枳实　厚朴

桃仁承气汤三十七：大黄　玄明粉　生甘草　桃仁　肉桂

大柴胡汤三十八：柴胡　黄芩　枳实　赤芍　大黄

柴胡加芒消汤三十九：柴胡　黄芩　人参　炙甘草　制半夏
玄明粉　生姜　大枣

凉膈散四十：黑山栀　薄荷叶　黄芩　连翘　大黄　玄明粉
生甘草

拔萃犀角地黄汤四十一：犀角　大生地　粉丹皮　赤芍
大黄

黄龙汤四十二：大黄　芒硝　枳实　厚朴　人参　大生地
当归身

半夏泻心汤四十三：制半夏　黄芩　干姜　炙甘草　人参
黄连　大枣

十味温胆汤四十四：大生地　人参　白茯苓　炙甘草　制半夏　陈橘皮　熟枣仁　远志肉　麸炒枳实　淡竹茹

鳖甲煎丸四十五：鳖甲　乌扇即射干　黄芩　柴胡　鼠妇　干姜　大黄　赤芍　桂枝　葶苈　石韦　厚朴　牡丹皮　瞿麦　紫葳　制半夏　人参　䗪虫　阿胶　露蜂房　赤硝　蜣螂　桃仁

酒煮鳖甲泛烂，入药末煎，为丸。

济生鳖甲饮四十六：炙鳖甲　川芎　炙黄芪　草果仁　槟榔　冬白术　橘红　白芍　炙甘草　厚朴　生姜　大枣

芍药汤四十七：赤芍　当归身　川黄连　生木香　槟榔　炙甘草　大黄　肉桂　黄芩

四君子汤四十八：人参　云茯苓　冬白术　炙甘草

补中益气汤四十九：人参　炙黄芪　冬白术　炙甘草　当归身　陈橘皮　柴胡　升麻　生姜　大枣

六味地黄汤五十：大熟地　粉丹皮　福泽泻　淮山药　云茯苓　山萸肉

桃花汤五十一：赤石脂　干姜　粳米

养脏汤五十二：罂粟壳　人参　当归身　肉桂　诃子肉　煨木香　冬白术　肉豆蔻　白芍药　炙甘草

理中丸五十三：人参　冬白术　炙甘草　干姜

四苓散五十四：赤茯苓　猪苓　冬白术　福泽泻

斑龙丸五十五：鹿角胶　鹿角霜　柏子仁　菟丝子　大熟地　白茯苓　补骨脂

桂枝汤五十六：桂枝　炙甘草　赤芍　生姜　大枣

四逆汤五十七：炙甘草　炮姜　制附子

四逆加人参汤五十八：炙甘草　炮姜　制附子　人参

益元散五十九：桂府滑石① 生甘草

桂苓甘露饮六十：滑石 石膏 寒水石 生甘草 冬白术 云茯苓 福泽泻 猪苓 肉桂

二陈汤六十一：白茯苓 炙甘草 制半夏 陈皮

生姜附子汤六十二：制附子 生姜

七枣汤六十三：制附子 大枣肉七枚 生姜

嘉禾散六十四：白茯苓 砂仁 薏仁 枇杷叶 桑白皮 黑沉香 五味子 白豆蔻 炙甘草 公丁香 人参 冬白术各五分 生木香 青皮 陈橘皮 杜仲 谷芽 藿香 大腹皮 钗石斛 半夏曲 六和神曲 随风子 槟榔各三分 生姜 大枣

附子汤六十五：制附子 人参 白茯苓 冬白术 白芍药

徐氏正气散六十六：藿香 草果仁 制半夏 陈橘皮 厚朴 砂仁 炙甘草 生姜 大枣

不换金正气散六十七：制苍术 陈橘皮 炙甘草 厚朴 制半夏 藿香 生姜 大枣

感应丸六十八：广木香 公丁香 百草霜 肉豆蔻 炮姜 苦杏仁 巴霜

为末，黄蜡熔化为丸。

和解散六十九：制苍术 陈橘皮 炙甘草 厚朴 藁本 桔梗 生姜 大枣

温胆汤七十：云茯苓 炙甘草 制半夏 陈橘皮 麸炒枳实 淡竹茹

三建汤七十一：制附子 制川乌 制天雄 生姜

黑神散七十二：黑豆 当归身 大熟地 蒲黄 白芍 炙甘

① 桂府滑石：山东蓬莱桂府村所出的滑石。

草　干姜　肉桂

平胃散七十三：制苍术　陈橘皮　炙甘草　厚朴　生姜
大枣

关格考^{附刻}

蒋宝素曰：关格者，阴关于内、阳格于外、阴阳相离、关闭格绝之危证，乃呕吐、反胃、噎膈诸证之终也。《灵枢·终始》篇、《禁服》篇俱以人迎气口自一盛、二盛、三盛至四盛已①上为关格，《脉度》篇不言人迎、气口，直以阴气太盛则阳气不能荣为关，阳气太盛则阴气不能荣为格，阴阳俱盛不得相荣为关格，则关格为证明矣。《四时气》篇以膈塞不通，邪在胃脘，即人迎三盛病在阳明名膈者，尚未至于格也。《邪气脏腑病形》篇以脾脉微急为膈中，食饮入而还出。《上膈》篇以气为上膈，食饮入而还出，虫为下膈，食晬时乃出，即反胃转膈之证。《素问·六节藏象论》亦以人迎、寸口论关格，与《终始》《禁服》二篇之义同。《阴阳别论》以一阳发病，其传为隔，又云三阳结为隔，即人迎一盛病在少阳，三盛病在阳明，膈塞不通，邪在胃脘之义，"隔"与"膈"通，未至于格也。《脉要精微论》以脉反四时、阴阳不相应为关格，即《终始》篇之溢阳溢阴，《禁服》篇之春夏人迎微大、秋冬寸口微大、人迎倍于气口、气口倍于人迎之意。《通评虚实论》以膈则闭绝上下不通，即膈转关格之意。《难经·三难》以脉上鱼为溢，入尺为覆，为关格，即《终始》《禁服》二篇溢阳溢阴之意。《三十七难》不言脉，直以五脏、六腑、九窍阴阳不相荣为关格，与《脉度》篇同。《史记》仓公诊齐丞相舍人奴，望之杀然黄，察之如死青

---

① 已：同"以"。《荀子·非相》："人之所以为人者何已也？"杨倞注："已，与'以'同。"

之兹《素问》云：青如草滋者死，黄如枳实者死，乃内关之病，当至春鬲①塞不通，不能食饮，法至夏泄血死，即《脉度》篇、《三十七难》阴脉不和则血留之为关格之意。《金匮要略》以膈气虚，脉乃数，数为客热，不能消谷，胃中虚冷故也。此膈气虚，胃中冷，则胃病膈膜亦病，即三阳结谓之隔、隔塞不通、邪在胃脘之意。又脉弦者虚也，胃气无余，朝食暮吐，暮食朝吐，变为胃反。夫弦脉属木，即人迎一盛，病在少阳，一阳发病，其传为膈，由反胃传膈之意。又趺阳脉浮，浮则为虚，虚则伤脾，脾伤不磨，朝食暮吐，暮食朝吐，名曰胃反，又诸呕吐，谷不得下者，小半夏汤主之，又胃反呕吐者，大半夏汤主之，即脾病及胃，病在阳明，由呕吐进为反胃之证也。《伤寒论》以心脉下为本，大者则为关格不通，不得尿，即《脉要精微论》应太过，不足为精，应不足有余为消，阴阳不相应为关格之意。又寸口脉浮大，浮为虚，大为实，在尺为关，在寸为格，关则不得小便不得小便，人迎二盛，病在膀胱之时，津液先亏。三盛病在阳明，饮食愈少，津液就枯。至四倍已上则食饮不下，州都液涸。及寸口一盛，厥阴肝木盗肾水，二盛少阴肾水自病，三盛太阴脾土克肾水，至四倍已上则肾水与膀胱津液俱竭，故不得小便，非癃闭可比，格则吐逆，又下取趺阳，脉伏而涩，伏则吐逆，水谷不化，涩则食不得入，为关格，即《终始》、《禁服》二篇之溢阴为关，溢阳为格，《难经》上鱼为溢，入尺为覆，为关格之意。由吐逆，水谷不化，食不得入，不得小便，即由呕吐而反胃，反胃而噎膈，噎膈而关格，亦人迎一盛，少阳二盛，太阳三盛，阳明四盛已上为格，及一阳发病，其传为膈，三阳结为隔之意。由是言之，呕吐即反胃、噎

----

① 鬲：通"膈"。《洪武正韵·陌韵》："膈，胸膈心脾之间，通作'鬲'。"

膈、关格之始，关格即噎隔、反胃、呕吐之终也。自王太仆以内格呕逆，食不得入，是有火也，病呕而吐，食入反出，是无火也，然则吐逆时或能食，或不能食，岂时或有火，时或无火，此王氏未达经义也。巢元方窃《金匮要略》之意，以停水积饮在胃脘则藏冷，脾不磨则朝食暮吐，暮食朝吐，为反胃，又窃《通评虚实论》之意，以三焦隔绝，津液不行，由忧患则气结为噎膈，分反胃、噎膈为二门，盖不知反胃进为噎膈也。张子和讥巢氏始分病派，反失其本，引《内经》三阳结为隔，三阳解作大肠、小肠、膀胱，又引少阳所至为呕涌溢食不下，又引肝移寒于心为狂膈中，又引人迎四盛已上为格，且言膈亦当为格，则似知噎膈进为关格，何不以三阳之结为人迎三盛、病在阳明之证，少阳所至，肝移寒于心，为人迎一盛，病在少阳，及一阳发病，其传为膈之证？而反谓三阳乃大肠、小肠、膀胱，未符经旨。刘守真以呕涌溢食不下，火气炎上，胃膈热甚，专主于热，是关格、噎膈、反胃、呕吐之不分也。李东垣以左为人迎，右为气口，清气反行浊道为格，浊气反行清道为关清气反行浊道，即太阴肺之清气反行阳明胃之浊道，即人迎四盛已上之格证；浊气反行清道，即阳明胃之浊气反行太阴肺之清道，即寸口四盛已上之关证。清浊反行，犹良民化为盗贼，论证则是，而反以左右分人迎气口，盖不知人迎脉之所在也。朱丹溪以噎膈乃反胃之渐，而分关格另为一门，盖不知关格乃噎膈之终也。陈无择、严用和分五膈五噎，创立形证，随五脏五志，犹舍尺寸而意短长，并不解关格、噎膈、反胃、呕吐同归一体之证也。赵以德[①]宗《灵枢》浊中有清、清中有浊之旨而分胃有三脘，以邪在下脘则血滞、谷不消

---

① 赵以德：元代医家，字良仁，浦江（今属浙江）人，从学于朱丹溪，著有《金匮方论衍义》等。

食之清浊不分为噎塞变为呕吐，此盖知噎膈呕吐相通，而不知关格即呕吐、噎膈之终也。王肯堂宗仲景关则不得小便，格则吐逆，以为格者拒扞其外入者不得内，关者闭塞其内出者不得泄，又以三阳结之隔为隔绝之证而非关格，盖不知三阳结之隔即人迎三盛病在阳明之证进而为关格也。又宗洁古呕吐即反胃膈气，又宗丹溪噎膈即反胃之渐，而又分呕吐、膈气为二门，是不知呕吐进而为反胃，反胃进而为噎膈也。马仲化①力辨关格为脉体，非证名，以《难经》、仲景、王冰、东垣、丹溪为误扞，更谬以癃闭作关则不得小便，可谓不揣其本而齐其末矣。且不知《灵枢·脉度》篇及《难经·三十七难》直以关格为证名矣。张景岳蹈仲化之辙，以关格为脉体，又或为证名，又或为虚劳之别名，竟不知与呕吐、反胃、噎膈为一体，而分关格、噎膈、反胃、呕吐为四门。何乃诸贤互相非是，致令病情颠倒？由其不能深考人迎脉在何处也，因著《人迎辨》以原其故。

---

① 马仲化：即马莳，字仲化，明代会稽（今浙江绍兴）人，著有《黄帝内经素问注证发微》《黄帝内经灵枢注证发微》等。

人迎辨 附刻

蒋宝素曰：人迎气口为脉之要会，关阴格阳为证之权衡。《内经》本以人迎诊六府之阳，气口诊五脏之阴。人迎本足阳明胃脉，在结喉两旁；气口本手太阴肺脉，在两手太渊、经渠穴处。关阴格阳为证名，溢阴溢阳为脉体，人迎气口为脉位。扁鹊推上鱼为溢，入尺为覆，为关格证之脉，长沙明吐逆、食不得入、不得小便为关格证之状。《脉经》《脉诀》以左为人迎，右为气口，滑伯仁以结喉两旁分人迎气口。马仲化以左手关上为人迎，右手关上为气口，关格为脉体，非证名，谓《难经·三难》及《三十七难》论关格覆溢证脉为非，长沙在尺为关，在寸为格，关则不得小便，格则吐逆为误。张景岳知人迎在结喉之旁，不达《内经》、扁鹊、长沙之旨，反以马氏为是，皆非也。《内经》每以人迎、气口并举而论关格，其理最微，其旨最博，文凡四见，略有参差，各有所指，盖深忧后世之不达，故言之重复详明如此。扁鹊亦忧后人不达经义，本《禁服》篇、《终始》篇关格证而推覆溢脉之名脉有名，则关格是证。长沙亦忧后人不达经义，本覆溢脉而明关格证之状证有状，则关格非脉。盖证难辨者，莫难于关阴格阳；脉难辨者，莫难于人迎气口。是以黄岐、扁鹊、长沙反复推明，因证推脉之名，因脉明证之状，可谓详而密矣。观《脉度》篇及《难经·三十七难》，论关格为证尤彰明较著①者，奈②何不察？夫圣经垂训于后世，亦赖后

① 较著：显著。较，明显。
② 奈：同"奈"。《广韵·泰韵》："奈，本亦作'奈'。"

贤阐发。故《内经》道统，扁鹊得之而讨论，长沙得之而推明。自汉以后，晋有皇甫士安，隋有全元起，唐有王冰，俱注释《内经》，多所发明，惟人迎、气口诸条则略。自王叔和《脉经》、高阳生《脉诀》，不知经义人迎、气口本旨，误以左为人迎，右为气口。后世悉宗其谬，如东垣、丹溪之明，亦信而不辨。人迎、气口部位尚且不明，关阴、格阳证状安能契合？遂致议论多歧，是非莫辨。至明马仲化注《内经》，人迎、气口、关格诸条竭力条辨，反以扁鹊、长沙为误，亦宗左为人迎、右为气口谬说，妄言关格为脉体，非证名。张景岳集《类经》，释人迎、气口、关格诸条，力辨人迎在结喉两旁，气口在两手太渊穴处，诚是也。然又宗马氏指关格为脉体，非证名，以扁鹊、长沙论关格覆溢证脉为误，是脉体明而证又晦。故经曰知其要者，一言而终，不知其要，流散无穷，诚哉是言也。谨列经义人迎、气口、关格、覆溢证脉本旨及诸家注释辨论，并附鄙见，条分于下。

人迎乃足阳明经胃脉，在结喉两旁，不在左手，总统三阳六腑诸证，至四盛已上，以辨关格。按《灵枢·经脉》篇曰：胃足阳明之脉，起于鼻之交頞^①中頞，鼻茎尽处，亦名山根。交頞，谓脉左右互交也，旁约^②太阳之脉自鼻頞至目内眦睛明穴，下循鼻外，入上齿中自睛明至承泣、四白、巨髎之分，还出挟口环唇至地仓穴，下交承浆任脉穴，却循颐后下廉，出大迎腮下为颔，颔下为颐，自地仓以下大迎，循颊车本经穴，上耳前下关穴，过客主人少阳经穴，循发际行悬厘、颔厌之分，至头维，会于督脉神庭之次，至额颅发际前。其支

---

① 頞（è厄）：原作"额"，据《灵枢·经脉》改。此下小字夹注原亦作"额"，今改。

② 约：《灵枢·经脉》作"纳"。

者支，犹水之有支，从大迎前下人迎本经穴名，在结喉两旁一十五分，即人迎脉也，循喉咙，入缺盆本经穴，下膈，属胃络脾胃与脾相为表里。其直者，从缺盆下乳内廉直，谓直下而分行，从缺盆下行气户等穴，至乳中乳根，挟脐自乳根至天枢等穴，入气街中气街即气冲，自外陵等穴至此。其支者，起于胃口，下循腹里，下至气街中而合胃口乃胃之下口，《难经》所谓幽门是也。循腹里，过足少阴肓腧之外，此即上文支者之脉由胃下行，与直者复合于气街之中，以下髀关，抵伏兔，下膝膑中，下循胫外廉，下足跗，入中指内间髀，股也。抵，至也。髀关、伏兔，皆膝上穴。自此由阴市诸穴以下行。膝盖名膑，骭①骨名胫，足面名跗，三者即巨虚、冲阳等穴之次，乃循内庭，入中指内间而出厉兑，足阳明经止于此。其支者，下廉三寸而别下入中指外间。其支者，别跗上，入大指间，出其端廉，下廉也，下廉三寸，即丰隆穴，是为阳明别络，故下入中指外间，又其支者自跗上冲阳穴，次别行入大指间，斜出足厥阴行间之次，循大指出其端而接手足太阴经也。是动则病洒洒振寒，胃中寒则胀满，为此诸病，盛则泻之，虚则补之。盛者人迎大三倍于气口，虚者人迎反小于气口也。大肠手阳明之脉，起于大指次指之端，终于上挟鼻孔。是动则病齿痛颈肿，为此诸病，盛则泻之，虚则补之。盛者人迎大三倍于寸口，虚者人迎反小于寸口也。小肠手太阳之脉，起于小指之端，终于至目内眦，斜络于颧。是动则病咽痛颔肿，为此诸病，盛则泻之，虚则补之。盛者人迎大再倍于气口，虚者人迎反小于寸口也。膀胱足太阳之脉，起于目内眦，终于至小指外侧。是动则病冲头痛，为此诸病，盛则泻之，虚则补之。盛者人迎大再倍于寸口，虚者人迎反小于寸口也。三焦手少阳之脉，起于小指次指之端，

---

① 骭（héng 横）：同"胻"，胫骨上部，也指脚胫。《素问·脉要精微论》："病足骭肿若水状也。"王冰注"骭"作"胻"。

终于至目锐眦。是动则病耳聋，为此诸病，盛则泻之，虚则补之。盛者人迎大一倍于寸口，虚者人迎反小于寸口也。胆足少阳之脉，起于目锐眦，终于还爪甲，出三毛。是动则病口苦，为此诸病，盛则泻之，虚则补之。盛者人迎大一倍于寸口，虚者人迎反小于寸口也。按本篇以人迎胃脉统察手足三阳六腑诸病，与寸口肺脉相较倍数，合阴阳之数，察病之所在。手足阳明为三阳，故人迎大三倍于寸口者，为病在胃与大肠经也；手足太阳为二阳，故人迎大再倍于寸口者，为病在膀胱与小肠经也；手足少阳为一阳，故人迎大一倍寸口者，为病在胆与三焦经也。以人迎胃脉统察六阳经者，以胃为诸脉之本源也。六腑为阳，故以胃统六阳诸证，岂独以左手为言哉？若以左为人迎，则察六腑之脉皆当在左手，孰知本经胃脉循行之处从不至左手，其曰从大迎前下人迎，乃切指人迎在结喉两旁，不在左手一证也。又《动输》篇帝曰：足之阳明，何因而动？岐伯曰：胃气上注于肺，其悍气上冲头者，循咽，上走空窍，循眼系，入络脑，出顑①音坎。《说文》顑与颔同，下客主人，循牙车，合阳明，并下人迎，此胃气别走于阳明者也。此以人迎为阳明胃脉，其曰胃气上注于肺，是胃为肺脉之根，肺为胃脉之干，故寸口肺脉能察人迎。胃脉为其根干，相通故也。其悍气者，即胃气所生之卫气，循咽，上走空窍，循眼系，出睛明穴，历攒竹、曲池、五处、承光、通天、络却等穴，入络于脑，复出颔下足少阳胆经之客主人，循本经之牙车，合于本经之经隧，并下本经之人迎。此虽卫气所行，即是内之胃气出而别走于阳明之经隧，此以人迎胃脉动于结喉两旁，不在左手二证也。又《本输》篇

---

① 顑（kǎn 坎）：义为"颔"，即下巴。

岐伯曰：缺盆之中，任脉也，名曰天突。一次任脉侧之动脉，足阳明也。按缺盆之中，任脉之侧，正是结喉之旁人迎脉处。又曰足阳明挟喉之动脉也，此明指人迎在结喉两旁，不在左手三证也。又《病能论》黄帝问曰：人病胃脘痛者，诊当何如？岐伯对曰：诊此者当候胃脉，其脉当沉细，沉细者气逆，逆者人迎甚盛，甚盛则热。人迎者，胃脉也。此分明切指人迎为胃脉也，此人迎在结喉两旁，不在左手四证也。又《阴阳类论》黄帝以三阳之脉至手太阴，又曰一阳者少阳也，至手太阴，上连人迎。此即寸口以上察人迎。所谓人迎，与寸口上下相应者是也。若以左为人迎，则上字无着落。若以左寸之上为人迎，则手太阴上连人迎又作何说？手太阴，寸口也。既以左为人迎，右为寸口，寸口之上又有人迎，是人迎又在右寸之上，更不得言左为人迎。又《平人气象论》曰：颈脉动，喘疾咳，曰水。颈脉即人迎也。此人迎在结喉两旁，不在左手五证也。又《周礼·医师》郑康成[1]注：脉之大候要在阳明寸口。贾公彦[2]疏：阳明者，在大拇指本骨之高处与第二指间。寸口者，大拇指本高骨后一寸是也。按郑注脉之大候要在阳明寸口，阳明即胃之人迎，寸口即太阴肺脉，以二脉为百脉之根源，故为大要。贾疏阳明在大拇指本骨之高处与第二指间，乃阳明部所属之脉，即《素问·脉要精微论》右外以候胃是也。阳明属胃，在右关外侧，故近第二指间，非阳明本部。阳明本部即人迎脉也，在结喉两旁。寸口在大拇指本高骨后一寸，乃尺中部位，即扁鹊、

---

① 郑康成：即郑玄，字康成，高密（今属山东）人，东汉经学家，为"三礼"作注，为《毛诗》作笺。

② 贾公彦：唐代永年（今属河北）人，贞观时奉诏参撰《五经正义》，为《周礼》《仪礼》作疏。

长沙以两尺之下察寸口之意。大拇指本高骨为关脉，贾公彦但知两尺之下察寸口，不知两寸之上察人迎，故误以阳明本部在右关外侧，此亦人迎不在左手之一证。

《内经》本以人迎总统三阳六腑诸证，非专论外格。《经脉》篇以人迎察手足三阳诸病，至三倍而止，为阳气未出三阳本位，固非外格。必至四倍已上，为阳气扬溢于外，离出三阳本位，不与阴气相荣，为阴阳离决之证，方为外格。故《禁服》篇、《终始》篇、《六节藏象论》俱以人迎四倍已上论关格之证。《禁服》篇曰：人迎大一倍于寸口，病在足少阳，一倍而躁躁者，一倍之中而有更躁之意，《素问》云其有躁者在手。下同，病在手少阳人迎；二倍，病在足太阳，二倍而躁，病在手太阳；人迎三倍，病在足阳明，三倍而躁，病在手阳明。盛则为热，虚则为寒。又曰：人迎四倍者，且大且数，名曰溢阳。溢阳为外格，死不治。《终始》篇曰：人迎一盛，病在足少阳，一盛而躁，病在手少阳；人迎二盛，病在足太阳，二盛而躁，病在手太阳；人迎三盛，病在足阳明，三盛而躁，病在手阳明。人迎四盛，且大且数，名曰溢阳，溢阳为外格。《六节藏象论》曰：十一脏取决于胆。故人迎一盛病在少阳，二盛病在太阳，三盛病在阳明，四盛已上为格阳。按此三篇所指有异，如《禁服》篇以一倍、二倍、三倍察手足三阳诸证，以阳气未出三阳本位，以四倍为外格，以阳气离出三阳本位，故曰死不治。《终始》篇、《六节藏象论》不论六腑诸病，直以一盛、二盛、三盛、四盛已上论格阳，盖所重在格阳，故不论六腑诸病。然《六节藏象论》加一"故"字，以发明诸篇精义，言人迎一盛所以病在少阳者，十一脏取决于胆故也。以阳明胃脉与太阴肺脉较察者，盖胃为肺脉之根，肺为胃脉之干。《五脏别论》曰：胃者，水谷之海，六府之大源也。五味入口，藏于胃，以养五脏气，气口亦太阴也。五脏六腑之气味皆出于胃，变见于气口。《玉机真脏论》曰：五脏者皆禀气于胃，胃者五脏之本也。藏气者不能自致于手太阴，必因于胃气，乃致①于手太阴也。盖诊脉之道，必先明岁气如春弦、夏洪、秋浮、冬沉之类，然后察胃气，然后察脏气，然后察病气。以胃为肺脉之根，肺为胃脉之干，由胃以输脾，由脾以归肺。然五脏六腑之气味皆出于胃，变见于气口，胃虽为脉之根，而变见于气口，则气口乃为要会之地，故可统察十二经之证。扁鹊欲独取寸口，又虑人迎为肺脉之根，《内经》以人迎四倍于寸口为外格证，若不诊人迎，则外格从何较察？深观经旨，推《终始》、《禁服》二篇之义，而演之于《三难》，曰脉有太过，有不及，有阴阳相乘，有覆有溢，有关有格，何谓也？然关之前者阳之动也，脉当九分，而浮过者法曰太过，减者法曰不及，遂上鱼为溢，为外关内格，此阴乘之脉也乘，凌也。阴乘即阴凌阳散，无复相荣，乃乖离绝决之象，外关闭而内格绝也。此上鱼为溢，即《终始》《禁服》二篇所谓人迎四倍，且大且数，名曰溢阳。溢阳为外格之义溢阳为外格证之脉，外格为溢阳脉之证，扁鹊既独取寸口，不诊人迎，推溢阳为外格之意。溢阳为阳气扬溢于外，不与阴气相荣而关阴于内，使不得出，则阴气内覆而格阳于外，使不得入，为阴乘阳散，阳气孤悬，格绝于外，阴阳相背，无复相荣，故曰外关内格，此阴乘之脉也。阳气扬溢于外，人迎脉大四倍于寸口，则寸口脉小四倍于人迎。今②不诊人迎，独取寸口，何以较人迎、寸口之大小？盖非以寸口

---

① 致：《素问·玉机真藏论》作"至"。
② 今：若。

名人迎，以寸口之上察人迎，人迎为寸口肺脉之根，寸口为人迎胃脉之干，人迎脉大至四倍以上，未有不变见于气口者，以根大而干亦大，则以寸口之上察人迎脉也。若《经脉》、《终始》、《禁服》、《六节藏象》等篇所谓一倍、二倍、三倍即结喉两旁之人迎，则寸口之上亦渐大，至一盛、二盛、三盛，如人迎四倍以上为外格证，则寸口之上亦溢于鱼上，为溢阳脉，以应人迎之气，为其根干相通。是寸口以上可察人迎之气，而结喉两旁之人迎亦不必诊也。此扁鹊独取寸口，以尺寸而分关格、覆溢证脉，不诊人迎本意也。仲景因《内经》，以人迎胃脉大四倍于寸口肺脉论格阳证。扁鹊不诊人迎，独取寸口，推《内经》溢阳为外格之意，以寸口之上察人迎，以溢为脉，格为证。然又云脉有关有格，又云是皆真脏之脉，人不病而死也。此又似只论脉而不论证，恐后人误认关格为脉体，非证名盖脉有关有格者，以脉至四倍已上为关格证之脉也。人不病而死，甚言其证之危，虽不病而人必死。既有其脉，必有其证，故仲景云然，亦本《内经》溢阳为外格之旨，而明外格证之状。曰脉浮而大，浮为虚，大为实，在寸为格，格则吐逆。脉浮而大，即四倍之类。浮为虚，真气虚，大为实，邪气实，在寸为格，以寸口之上脉越于鱼际，溢于鱼上，以应人迎之脉。吐逆，食不得入，以阳气扬溢于外，胃中全失冲和，安能腐化水谷？是必格拒吐逆，食不得入，故名曰格《终始》篇、《禁服》篇名外格，《六节藏象论》名格阳，《脉度》篇名格，扁鹊、长沙亦名格。马仲化、张景岳误以格为脉体，非证名，反笑长沙以格误作《内经》之膈证，盖不知格乃膈之终也，乃膈食之终也。仲景犹恐以浮大为关格而仍误认关格为脉体，复详于趺阳脉。曰：趺阳脉伏而涩，伏则吐逆，水谷不化，涩则食不得入，名曰关格按关格可分可合，格阳亦可名关格，关阴亦可名关格，不过以内外之分。《终始》

篇、《禁服》篇俱以人迎四倍，且大且数，名曰溢阳。溢阳为外格，扁鹊外关内格之意本此。又论格阳证亦以关格称之，故长沙详趺阳脉，论格阳证名曰关格。盖趺阳即足阳明胃脉之在足者按《伤寒论自序》云：按寸不及尺，握手不及足，人迎趺阳，三部不参。即人迎在喉，为上部，趺阳在足，为下部，举其上下，则寸口在其中矣，为中部。足见人迎不在左手，趺阳脉伏涩，为胃气不通于下而扬溢于上，故人迎脉大四倍已上。上之人迎脉大为关格，下之趺阳脉伏涩亦为关格，则关格为证明矣。而后世犹然不解，皆惑于《脉经》《脉诀》妄指左手为人迎，右手为气口，及马仲化谬谓扁鹊、长沙以尺寸分关格为误，指关格为脉体，非证名等说也。马仲化曰：按《伤寒论》云：寸口脉浮而大，浮为虚，大为实，在寸为格，格则吐逆，趺阳脉伏而涩，伏则吐逆，水谷不化，涩则食不得入，名曰关格。夫《内经》诸篇分明以左手人迎按《内经》无左手为人迎之文脉大，自一盛以至四盛，乃手足六阳经为病，其名曰格，故春夏人迎微大者为无病。今仲景曰在寸为格，又曰格则吐逆，是以格脉误为《内经》之膈证。《此事难知》集李东垣宗之，且曰气口之脉大四倍于人迎，则又同于《难经·三十七难》之误按《三十七难》本《灵枢·脉度》篇，推明关格为证，以申《三难》之义。马氏不知关格为证，误以为脉，故言之颠倒如此。据马氏此论，以左手为人迎，关格为脉体，故不得不以扁鹊、长沙为误。左手为人迎，则尺寸不能分关格在尺为关，在寸为格。若以左为人迎论格，则右为气口论关，与尺无涉。盖不知寸口以上察人迎，尺中以下察气口，无分左右也；关格为脉体，则吐逆、食不得入不能为格证。盖不知《内经》本以关格为证名，故扁鹊恐后人误认关格为脉体，推覆溢脉之名脉有名则关格是证，上鱼为溢，入尺为覆。长沙亦恐后人误认关格为脉体，明关格证之状证有状，则关格非脉，关则不得小便，格则吐逆。而马氏犹然不悟，反以为非，且曰《内经》诸篇分明以左手为人迎。今徧考《内经》，并无左手为人迎之说吴鹤皋①亦曰：此家脉法法象，阳左阴右，自为一家。左手关上为人迎，此盖思之而未得其解，遂曰自为一家，殊属可笑，皆为《脉经》《脉诀》所误，且曲为之解，何其谬信如此？

张景岳曰：人迎，足阳明胃脉也，在颈下夹结喉旁一寸②五分，一盛、二盛，犹言一倍、二倍，谓以人迎寸口相较，或此大于彼，或彼大于此，而有三倍、四倍之殊也。《禁服》篇曰：寸口主中，人迎主外，两者相应，俱往俱来，若引绳大小齐等，春夏人迎微大，秋冬寸口微大，如是者命曰平人。故人迎、寸口而至于盛衰相倍者，乃不免于病矣。然人迎候阳，故一盛在少阳胆与三焦也，二盛在太阳膀胱小肠也，三盛在阳明胃与大肠也，四盛以上者，以阳脉盛极而阴无以通，故曰格阳。又曰：愚按关格脉证，本经垂训极明，世人病此不少，而历代医师每各立名目，以相传训，甚至并其大义而失之，其谬甚矣。夫所谓关格者，阴阳否绝，不相荣运，乖赢离败之候也。故人迎独盛者，病在三阳之府也。阳明行气于三阳，而人迎之脉在结喉之旁也，故古法诊三阳之气于人迎，如《四时气》篇曰人迎候阳，正谓此也。又曰：又按关格之脉，如《六节藏象》《脉度》《终始》《禁服》《经脉》等篇言之再四，盖恐其难明，故宣而又宣，诚重之也。而后世诸贤鲜有得其旨者，岂皆未之察耶？夫人迎在颈，系阳明表脉，故人迎倍大者曰格阳。此以阴阳否绝，气不相营，故名关格，不可易也。而《三难》曰：

---

① 吴鹤皋：即吴崐，明代歙县人，字山甫，号鹤皋，著有《医方考》《素问吴注》《针方六集》等。

② 寸：原作"十"，据集成本改。

脉有太过，有不及，有阴阳相乘，有覆有溢，有关有格，何谓也？然。关之前者，阳之动也。脉当九分而浮，过者法曰太过，减者法曰不及。遂上鱼为溢，为外关内格，此阴乘之脉也。故仲景宗之，曰在寸为格，格则吐逆。夫人迎四倍，既非寸口之谓寸口以上察人迎，故曰在寸为格，景岳盖未知此，而曰吐逆者，特膈食一证耳景岳不知膈食进而为关格。此证未必至死，何《内经》谆谆特重之若是耶？继自叔和以后，俱莫能辨，悉以尺寸言关格景岳盖不知寸口以上察人迎，尺脉以下察寸口，而且云左为人迎，以致后世惑乱，遂并阴阳表里大义尽皆失之。迨及东垣之宗《脉经》者，则亦以左为人迎，曰气口之脉大四倍于人迎，此清气反行浊道也，故曰格气口之脉大四倍于人迎，即寸口以上渐大至四倍，以应喉旁之人迎，已将达《内经》、扁鹊、长沙之旨，而不舍左为人迎谬说。此东垣将悟未悟，为《脉经》《脉诀》所误，遂不能悟，惜哉。甚至丹溪特立关格一门，曰此证多死，寒在上，热在下，脉两寸俱盛四倍以上。夫两寸俱盛四倍，又安得为寒在上热在下耶？其说愈乖，其义愈失，致使后学茫然，莫知所辨，欲求无误，其可得乎？独近代马玄台知诸子之非，谓关格之义非膈食闭癃之证癃闭乃津液不通，一时阻塞而闭，关则不得小便，乃津液枯涸而闭，膈食乃关格之始，马仲化盖未知此，曰：呜呼痛哉，轩岐之旨乎！秦、张、王、李、朱后世业医者所宗尚与《内经》渺然如此，况能使后世下工复知关格为脉体而非病名也，又焉能决关格脉之死生，治关格脉之病证及治膈证闭癃证而无谬也哉？此马子之言诚是也，然观其诸篇之注，则亦未详经义，谬宗叔和，仍以左为人迎，竟置阳明胃脉于乌有，而仍失本经表里阴阳根本对待之义，此其复为误也。据张氏此论，谓人迎在结喉两旁，诚过人之见，然不知两寸之上察人迎，而私淑玄台之谬说，故反以扁鹊、长沙为误，致令关格证脉不分。如曰：愚按关格脉证，又曰：又按关格之脉，则关格曰证可也，曰脉可也关格为覆溢脉之证，覆溢为关格证之脉。若以关格为证，不应指丹溪为非，亦当悟仲景明关格证状之意。若以关格为脉，不合《内经》本旨，亦当悟扁鹊推覆溢脉名之意。此景岳不敢背经义，而惑于仲化谬论，不达扁鹊、长沙之旨，以故议论多歧。且言如《六节藏象》《脉度》《终始》《禁服》《经脉》等篇，言之再四，盖恐其难明，故宣而又宣，亦不言《内经》所以宣人迎在喉旁之义，自矜其辨，执人迎在结喉两旁以证诸家之误，而不达扁鹊以寸口之上论格阳，推格阳脉名，以上鱼为溢为格阳证之脉名，长沙以寸口之上论格阳，明格阳证状，以吐逆、食不得入为格阳证之证状，反以为非是，脉体明而证又晦，证既晦则脉亦不明，证脉不符，于理则悖，反使人迎复晦，可为痛惜，故著《人迎辨》以证之。

　　略曰：关格为证，覆溢为脉，证脉皆见于人迎气口。气口以上察结喉之人迎，上鱼为溢，在寸为格；尺中以下察太渊之气口，入尺为覆，在尺为关。寸口穴至尺泽穴长一尺一寸，除去一尺便是一寸，故名寸，除去一寸便是一尺，故名尺。阴得尺中一寸，名尺脉，阳得寸内九分，名寸脉，余中一分为关脉，九分之上应人迎，一寸以下应气口。能辨乎此，则黄岐、扁鹊、长沙关格覆溢证脉意旨一以贯之矣。

跋

    医为九流之一，自神农赭鞭①，岐伯《素问》，而后厥用甚伟。《周官·医师》上士二人，疾医治内，疡医治外。厥后越人仲景，史不绝书。医虽小道乎，而能通天地之变，类万物之情，知死生之说，非是则业不精而效亦不著。善乎！范希文之言，曰不为良相，必为良医。相能燮理阴阳②，医能调和荣卫，博施济众，民不夭札③，其功用均也。镇江蒋君，承其家学，医名噪于时。尝著《医略》八十一卷，卷帙繁多，先梓六淫门十三卷，首列形证，次列医方，终以己意辨难折衷之，卷后附古方及关格考、人迎辨。剖晰毫茫，详明精确，不泥于古，亦不戾于古，于诸证轇輵④疑似处如烛照数计，如洞垣一方人。夫古之医者，皆刀锥针砭、挢引、毒熨之，非徒恃汤液也，故药瞑眩⑤而效亦易征。今则专藉草木之滋，以争呼吸⑥之际，而又不能于九窍九脏之脉两之参之⑦，以视其变与动，而反诩诩然以

---

    ① 神农赭鞭：晋代干宝《搜神记》卷一载"神农以赭鞭鞭百草，尽知其平毒寒温之性，臭味所主，以播百谷，故天下号神农也"。赭鞭，赤色的鞭。

    ② 燮理阴阳：语出《尚书·周官》，古时以为宰相的职责。燮理，协和。

    ③ 夭札：因疫病而夭亡。

    ④ 轇輵（jiāo gé 交隔）：交错杂乱。

    ⑤ 药瞑眩：用药后头目昏眩，表示用药有效。典出《尚书·说命》。

    ⑥ 呼吸：顷刻之间，形容病情危重。

    ⑦ 九窍九脏之脉两之参之：参合孔窍、脏腑以诊病。典出《周礼·天官·冢宰下》。

为卢扁复生。得君是书，熟读而深思，其亦可以戢①虚憍②之气而进乎道③矣。

道光癸卯吴江愚弟殷寿彭④跋

---

① 戢（jí 及）：收敛。

② 虚憍（jiāo 郊）：无能而自傲。憍，同"骄"。《集韵·宵韵》："憍，矜也。通作'骄'。"

③ 进乎道：谓通乎医道而医术进益。典出《庄子·养生主》。

④ 殷寿彭：清代吴江（今属苏州）人，字雉斟，道光二十年进士，曾任翰林院编修、侍讲学士等职，著有《春雨楼集》。

校注后记

《医略十三篇》，清代蒋宝素撰。

一、关于作者及其学术渊源

蒋宝素，丹徒（今属镇江）人，一说京口（今属镇江）人，字帝书（一说"素书"），号问斋，生于清乾隆六十年（1795），卒于清同治十二年（1873），得年79岁。蒋宝素"幼以贫而失学，比长乃究心经籍，锐志学医"（周之琦《医略十三篇》序）。清光绪五年《丹徒县志·文苑传》载蒋宝素"七岁丧母，恃祖母杨氏爱，恣意嬉游，十四岁时始识字。父椿田以世医传其家，顾不取非分之财，家无储粟。忽病风欲死，炊烟几断。宝素时年十七，翻然省悟，自悔失学。侍父病痊，乃取《素问》、《灵枢》、越人、仲景诸书昼夜读之"。蒋宝素先后师从潘曙东、王九峰习医。因时当太平天国用兵南方，蒋宝素曾侨居苏北。后归里，居外甥胡家，未几染病卒，年七十九。清光绪五年《丹徒县志》载蒋宝素"子三孙七，半皆承家学，克绍先志，精于医"。其《问斋医案》卷首题名有"长子小素校正"字样。《镇江文史资料》第17辑载柳诒徵先生《记早年事》遗稿记蒋小素行医事，"吾十六岁仍侍先妣读……然至夏初，又患心悸肢冷等症，遂废业。外大父延老友蒋小素诊之，先生为处一方，三日服一剂，谓久服自愈"，则蒋小素不仅知医，且有医名。

蒋宝素有医名于当时，"因家君《医话》，业师《医案》，著《医略》八十一卷，先刻六淫门十三卷以问世"（蒋宝素

《医略十三篇·医略序意》），即今传《医略十三篇》。其后"又辑生平医案，分别部居，系于五脏，条其细目，列四十三门，凡内外因诸证悉备矣"（《问斋医案》李承霖序），即今传《问斋医案》。又有《医略稿》六十七卷，有清道光三十年镇江蒋氏快志堂刻本。据快志堂本《医略十三篇》牌记，蒋宝素应有《医略》《儒略》《诊略》《将略》《诗略》《文略》《史略》，合称"蒋氏七略"。

蒋宝素的学术直接传承于父蒋椿田和其师王九峰。蒋椿田，著有《椿田医话》。从清代顾金寿《重订灵兰要览·绪言》可知蒋椿田与顾金寿为好友。顾金寿，清代名医。民国间曹炳章辑《中国医学大成》，收入《重订灵兰要览》，前有曹炳章提要、殷仲春原序、顾金寿重订绪言。顾金寿在《重订灵兰要览·绪言》后的按语中称自己与蒋椿田的友谊，说"椿田与余最称莫逆，若应吴门之招，必下榻敝庐，朝夕讨论，获益良多"，并将蒋椿田与当时名医王九峰相比，说"蒋兄学有根柢，惜其性介，其名反在九峰之次，余深不平"，其情谊可见。蒋宝素在《医略序意》中称"因家君《医话》，业师《医案》，著《医略》八十一卷，先刻六淫门十三卷以问世"，所谓"家君《医话》"即《椿田医话》。《医略十三篇》除卷六、卷十三外，各卷皆首列《椿田医话》方药，如卷一列首列第一真黄风汤等，卷二首列第一类黄风汤。据此则《椿田医话》已为完成之书，并非未定之稿，唯惜今诸书目未见著录。蒋宝素撰著医书，以其父所撰医书为引导，可见其渊源所自。

蒋宝素之师有潘曙东、王九峰。潘曙东无所闻。王九峰，乾嘉间有医名，多著述，《中国中医古籍总目》记载除《六气论》（抄本）、《医林宝鉴》（稿本）、《王九峰心法》（抄本）外，其医案专书约 12 种，除《王九峰临证医案》有清光绪刻本、民国铅印本外，其他皆为抄本。其中两种名《王九峰医案》者，一署王九峰撰、赵筑农编，另一则只署王云门撰。其他则只题"王九峰撰"。需要注意的是，另有一种名《王九峰医案》者署为"朱方、蒋宝素（问斋）编"，误。按该本藏上海中医药大学图书馆，前有作于民国十二年（1923）的序文一篇，署"朱方严敦益受甫氏号渔隐识于都门"，其中"朱方"为地名，在今江苏丹徒东南，春秋时属吴国，"严敦益"乃为人名。结合蒋宝素为丹徒人，则《中国中医古籍总目》记载的"朱方、蒋宝素（问斋）编"应为"朱方蒋宝素（问斋）编"。据严敦益序，上海中医药大学图书馆所藏《王九峰医案》分为正卷、副卷、补遗三部分。正卷为严敦益同乡王绍棠从《医略十三篇》录出成编，凡 52 则，其后的副卷、补遗所载各案则另有来源。王九峰医案流传较广，影响较大，其中一个原因是其人弟子众多，高小威等考证"王九峰门人有虞克昌、李文荣、蒋宝素、李欣园、朱致五"。弟子各辑乃师医案以传，原属常态，蒋宝素撰《医略十三篇》，并将乃父《椿田医话》方药与乃师医案合而传之，则属另辟蹊径。蒋宝素撰著医书，以乃师医案为中坚，既显其授受渊源，亦见其师徒情深。范行准《中国医学史略》认为，中医各家学说中折衷东垣、丹溪两家之说者，为折衷学派，清代吴瑭、王士雄、蒋宝素、柳宝饴等，皆其余裔。

二、关于《医略十三篇》

蒋宝素《医略稿·自序》说："《医略稿》八十一卷，有草创之稿，有改定之稿，有誊清之稿，凡三易。值壬寅兵燹，誊清、改定二稿皆失，惟存草创之稿，亦不全，尝置案头，每欲重为改定。奈四方就诊人多，居无暇日，为之怅然。同里赵云生见而奇之，以为经、史、子、集言医，从未有与方书合论者，遂付剞劂，以故次序颠倒，字句脱落，俱未能免，希同学谅之。"《医略稿》今有道光三十年（1850）镇江蒋氏快志堂刻本，馆藏亦广。上海中医药大学藏有抄本，唯惜已残。蒋宝素《医略序意》说"因家君《医话》，业师《医案》，著《医略》八十一卷，先刻六淫门十三卷以问世"，则蒋宝素撰著《医略》，因卷帙浩繁，一时难成，因而"先刻六淫门十三卷以问世"，成《医略十三篇》。

《中国中医古籍总目》著录《医略十三篇》有清道光二十八年（1848）镇江快志堂刻本，中国科学院国家科学图书馆、中国中医科学院图书馆、陕西省中医药研究院图书馆等有藏。有时代不详抄本 2 种，分藏于中国中医科学院图书馆与上海中医药大学图书馆。民国间裘庆元辑《珍本医书集成》，将《医略十三篇》列为通治类第三种。另，陕西中医药大学图书馆藏有清赵鼎山抄本，《中国中医古籍总目》未著录。

陕西省中医药研究院图书馆所藏清道光二十八年戊申（1848）《医略十三篇》镇江快志堂刻本前有阮元序、潘世恩序、周之琦序、李承霖序、蒋宝素自序，其中蒋宝素自序署为道光二十年，即 1840 年，李承霖序署为道光辛丑，即道光二十一年（1841），潘、周二序则未署时间，而最晚的为阮元序，署道光二十八年（1848）。此为确定该本刊行年代的主要依据。该本正文版心有"快志堂"字样。2010 年 10 月 25 日《镇江日报》载徐苏《清代镇江的私家刻书·镇江雕版印刷漫谈（九）》

中说蒋宝素"家设快志堂，招聘刻工，先刻《医略》前十三卷，名曰《医略十三篇》"，则快志堂为蒋宝素家设刻书坊。江苏人民出版社1993年出版的《江苏刻书》中也记载了快志堂。快志堂本《医略十三篇》，在《中国中医古籍总目》中著录馆藏30余家。据笔者调查，各馆所藏为同一版本，皆每半页10行，行22字，上下单栏，左右双栏，单鱼尾，白口，但因重印时对诸序的选择不同，排次不同，因而有所差异。陕西省中医药研究院图书馆藏本诸序顺序如上，中国中医科学院图书馆藏本则诸序依次为李承霖序、周之琦序、无名氏序、卓秉恬序、潘世恩序、阮元序、自序。按古人撰著完成，往往会写自序，以述撰著原由，因而自序可视为原书的一部分。至于他序，则视情况而定，有请师友作序的，也有请显宦名儒作序的。他序的顺序一般先者在后，后者在前，且往往后者身份较高。首先为《医略十三篇》作序的是李承霖，丹徒人，清道光二十年（1840）进士及第，曾任广西学政，后丁忧归里，较蒋宝素年少，又为同里，其为《医略十三篇》作序应属常情。周之琦、潘世恩二序出于李承霖引荐，阮元序则系柳宾叔柳宾叔引荐，蒋宝素与周、潘、阮并无交情。周之琦（1782—1862），嘉庆十三年进士，官至广西巡抚。潘世恩（1769—1854），乾隆五十八年状元，历官户部尚书、体仁阁大学士，英武殿大学士、太子太傅，官位在周之琦之上。阮元（1764—1849），乾隆五十四年进士，先后任湖广、两广、云贵等地总督，体仁阁大学士、太子太保，与潘世恩官阶相当。柳宾叔即柳兴恩，《清史稿》有传，丹徒人，与蒋宝素同乡，道光十二年举人，为阮元弟子。阮元为《医略十三篇》作序，系蒋宝素经柳兴恩托请。陕西省

校 注 后 记

一三九

中医药研究院图书馆藏本诸序以阮元序、潘世恩序、周之琦序、李承霖序为序，符合古籍序文排列次序，应为初印之本。中国中医科学院图书馆藏本诸序次序不伦，应为重印时有意调整。用原版重印，可以挖补改正书版的讹误。如陕西省中医药研究院图书馆藏本卷二有"卒然昏愦无知，四开不合，涎流不止"句，"四"字误，应是"口"，中国中医科学院图书馆、陕西中医药大学图书馆藏本则皆作"口"，应系重印时挖补改正。

民国间裘吉生辑《珍本医书集成》，收书九十种，1936年上海世界书局出版。《医略十三篇》列入"通治类"。此次整理用为主校本，简称"集成本"。

《中国中医古籍总目》记载中国中医科学院图书馆、上海中医药大学图书馆各有《医略十三篇》抄本一种，经调查未见其书。另发现陕西中医药大学图书馆藏有《医略十三篇》清抄本一种，一函二册，《中国中医古籍总目》未著录。该书开本13.1×23.8，外包硬纸质封皮，书皮左侧绘有红色竖长方形框4.3×13.8，周边双栏，中题"医略"二字，署名"赵鼎山"，书名右下钤竖椭圆形阳文篆书"赵鼎山"章。经查此本为节选本，基本上保留了原书目录及正文医学部分的主体内容，未抄序、跋，文史类内容亦多未抄录，如卷一快志堂刻本引文史典籍内容超过十条，此抄本则仅引《易》《庄子》《说文》《左传》，凡四条。整理者发现抄本讹字与底本略同，即底本讹字，抄本亦为讹字，而《珍本医书集成》则已改为正字，因而初步确定其为清抄本。至于"赵鼎山"，无所考察，姑认为其为抄录者，因称此本为"赵抄本"。

《医略十三篇》引用文史典籍较多，如卷一即有《易》《庄子》《吕氏春秋》《史记》《说文》《左传》《东观汉记》《后魏书》《开河记》《唐书》等。此凡生僻者酌予注解，文字讹误等则据原书校勘（依通行本）。

三、关于《医略十三篇》的学术

《医略十三篇》属内科通论类，主要成就表现在对外感六淫所致病证的探讨和发挥，且多有创见性见解，兹归纳如下：

1. 重视外感病证治的理论探索

《医略十三篇》有七卷述及六淫外邪所致疾病，其中六淫外邪各一卷，另加伏邪一卷。蒋宝素虽言本书是先刻《医略》六淫门十三卷，除六淫外邪和中风为主要内容外，还包括了与外因邪气密切相关的疟疾、痢疾、霍乱、沙蛊及瘴气等疾病的重要内容，以前人三因致病学说为理论依据，着重论述外因所致病证，这也正是蒋氏该著形成的最突出的学术思想基础。

2. 丰富和发展了对中风病的认识

类中风虽不属六淫所致之病，但为了和中风病相比较，位列中风病之后为第二卷。书中对两病发展演变的症状和病因病机等，论述得泾渭分明。对病程各阶段变化的划分清晰明确，并讨论了较为详尽的治法，为临床更好地掌握该病的诊治，提供了更多的参考依据。蒋氏明确提出对真中、类中的鉴别，指出有风邪证脉可据的为真中，无风邪证脉的为阴亏或阳虚的类中，确有源流通彻之长处，为此类病证的诊治有着重要的实用意义。

3. 丰富与发展了中医伏邪理论

伏邪非六淫直接发病，诊断与治疗较六淫病更为困难。蒋宝素言："伏邪者，本篇创立之名，本之《内经》，参之诸家，验之今世"，既吸收了吴又可等明清医家在温热病上的重要成就，又总结了乃父、业师及其自己治疗伏邪的丰富经验，对于临证治验按病程逐日进行了详细的记述，为从事临床医家提供了十分宝贵的参考资料。认为伏邪温热诸证均由于冬时伏寒所致，论述伏邪温疫从六经辨治，提出"盖天时人事而失其宜，疫疠乃作"，临证应随症加减，提出治伏邪大法，以攻邪为上策，辅正祛邪为中策，养阴固守为下策。并列举十多个治方，实用性既强，又便于医家选用。在《痎疟》卷把伏寒、伏暑两类疾病从症状上作以对比，并对病因病机上进行深入讨论，评述古人得失，广征历史及验案实例，进行多角度剖析，言前人之所未述，发展了《内经》伏寒化温和伏暑为痎疟的简约表述，使伏邪理论的内涵更为丰富和完善。李经纬《中国医学通史》认为近代对伏邪研究较为深入者，首推蒋宝素。其对伏邪的研究后人柳宝饴又有较为充分的发挥。

4. 提出"沙毒"致病学说

蒋氏指出："沙毒者，本书创立……乃南方沙土水湿溪涧虫蛇，沙虱毒气中人为患，类乎中毒之证也。"沙毒"随方土变更，其气上腾，与六淫相等"，也属于感受外因而致病，有一定的地域性，并与气候及地理环境密切相关。本书广集《周礼》《诗》《博物志》《南中志》《肘后方》《抱朴子》《本草纲目》等相关记载，推介出《医话》中含沙散、射影丸等，实为救治此病的经验良方。

5. 考辨关格、人迎

该书卷末附《关格考》和《人迎辨》二篇，为医论专篇。蒋氏以岐黄、扁鹊、长沙经义为本旨，论证关阴格阳为证名，溢阴溢阳为脉体，人迎、气口为脉位。认为呕吐、反胃、噎嗝、关格诸证是相通的，"关格者，阴关于内，阳关于外，阴阳相离，关闭格绝之危证。乃呕吐、反胃、噎嗝诸证之终也"。书中论及历代医界对人迎的见解，倡导张景岳之说，"人迎在结喉两旁，气口在两手太渊穴处"，有"人迎、气口，为脉之要会"之论说，并列举滑伯仁、马仲化、张景岳、王叔和、高阳生、李东垣、朱丹溪等历代医家在人迎、气口、关格、覆溢证脉上认识的欠缺与不足，深叹后世悉宗其谬，信而不辨，荟集了前人就此专题性学术论述之精华，且多有发挥，是研究医学理论的重要参考文献。

总 书 目

I

本　草

淑景堂改订注释寒热温平药性赋

方　书

医便

卫生编

袖珍方

仁术便览

古方汇精

圣济总录

众妙仙方

李氏医鉴

医方丛话

医方约说

医方便览

乾坤生意

悬袖便方

救急易方

程氏释方

集古良方

摄生总论

摄生秘剖

辨症良方

活人心法（朱权）

卫生家宝方

见心斋药录

寿世简便集

医方大成论

医方考绳愆

鸡峰普济方

饲鹤亭集方

临症经验方

思济堂方书

济世碎金方

揣摩有得集

呕斋急应奇方

乾坤生意秘韫

简易普济良方

内外验方秘传

名方类证医书大全

新编南北经验医方大成

临证综合

医级

医悟

丹台玉案

玉机辨症

古今医诗

本草权度

弄丸心法

医林绳墨

医学碎金

医学粹精

医宗备要

医宗宝镜

医宗撮精

医经小学

医垒元戎

证治要义

松厓医径

扁鹊心书